Dr. Tatjana Jasper

Familie, Partnerschaft und Sexualität bei Multipler Sklerose

Unterstützung gewinnen – Alltag organisieren

dmv
Deutscher Medizin Verlag
Münster 2004

Dr. Tatjana Jasper
Familie, Partnerschaft und Sexualität bei Multipler Sklerose
Unterstützung gewinnen – Alltag organisieren

Redaktion, Wiss. Beratung, Realisation:
Dr. Franz Waldmann, Institut für Medizin & Wissenschaft, Senden
Gestaltung: Friedrich Callies, Senden
Fotos: BrandX, stockbyte, Photodisc, dmv

dmv
Deutscher Medizin Verlag
Münster (Westfalen): dmv 2004

Bezug:
Dr. Waldmann GmbH, Daimlerstr. 55, 48308 Senden
Tel. 0 25 97 / 99 13 00, E-Mail: imw@promedici.de

ISBN 3-936525-07-2

Dieses Werk ist urheberrechtlich geschützt. Die dadurch begründeten Rechte, insbesondere die der Übersetzung, des Nachdrucks, des Vortrags, der Entnahme von Abbildungen und Tabellen, der Funksendung, der Mikroverfilmung oder der Vervielfältigung auf anderen Wegen und der Speicherung in Datenverarbeitungsanlagen, bleiben, auch bei nur auszugsweiser Verwertung, vorbehalten. Eine Vervielfältigung dieses Werkes oder von Teilen dieses Werkes ist auch im Einzelfall nur in den Grenzen der gesetzlichen Bestimmungen des Urheberrechtsgesetzes der Bundesrepublik Deutschland vom 9. September 1965 in der jeweils gültigen Fassung zulässig. Sie ist grundsätzlich vergütungspflichtig. Zuwiderhandlungen unterliegen den Strafbestimmungen des Urheberrechtsgesetzes.
© dmv Deutscher Medizin Verlag, Münster 2004
Printed in Germany
Die Wiedergabe von Gebrauchsnamen, Handelsnamen, Warenbezeichnungen usw. in diesem Werk berechtigt auch ohne besondere Kennzeichnung nicht zu der Annahme, dass solche Namen im Sinne der Warenzeichen- und Markenschutz-Gesetze als frei zu betrachten wären und daher von jedermann benutzt werden dürften.
Produkthaftung: Für Angaben über Dosierungsanweisungen und Applikationsformen kann vom Verlag keine Gewähr übernommen werden. Derartige Angaben müssen vom jeweiligen Anwender im Einzelfall anhand anderer Literaturstellen und der jeweils gültigen Gebrauchsinformationen auf ihre Richtigkeit überprüft werden.

Geleitwort	5
Vorwort	7
Das Krankheitsbild MS	8
Definition der Multiplen Sklerose	8
Krankheitszeichen und Verlauf	12
- Erste Krankheitszeichen	12
- Unterschiedliche Verläufe: Einteilung der MS in Gruppen	13
- Symptome	14
MS behandeln	21
- Akuter Schub	21
- Symptomatische Therapie	22
- Immunmodulatorische Langzeitbehandlung	23
MS in Partnerschaft und Familie	27
Leben mit der Diagnose	27
Partner und Familie – wie sage ich es den anderen	30
Anerkennung der Krankheit durch die anderen – das Problem der unsichtbaren Symptome	37
Alltag neu gestalten – Belastung verteilen	40
- Grundsätze des Energiesparens	40
Forderungen und Überforderungen – Belastungen erkennen und mindern	43
MS und Sexualität	47
Funktionelle Störungen der Sexualität	47
MS als Auslöser für sexuelle Störungen	49
Probleme erkennen – Lösungen finden	50
- Medizinische Lösung – konkrete Behandlungsmöglichkeiten	53
- Befriedigendes Zusammensein – eine Sache der Organisation?	55
- Professionelle Hilfe	57
- Empfängnisverhütung / Kinderwunsch	59
Literatur	63
Wichtige Adressen	64

Wir müssen immer wieder das Gespräch mit unserem Nächsten suchen.

Das Gespräch ist die einzige Brücke zwischen den Menschen.

Albert Camus

Geleitwort

Das Krankheitsfolgenmodell der Weltgesundheitsorganisation zeigt auf, dass es nicht ausreicht, chronische Erkrankungen wie z. B. die Multiple Sklerose nur auf der Basis körperlicher Einschränkungen zu betrachten. Vielmehr ist es notwendig, die psychischen und sozialen Folgen einer chronischen Erkrankung zu analysieren und den Erkrankten auch auf diesen Ebenen Unterstützung zu bieten.

Der vorliegende Ratgeber „Familie, Partnerschaft und Sexualität bei Multipler Sklerose" setzt genau hier an. Frau Dr. Tatjana Jasper beschreibt nicht nur, was MS aus medizinischer Sicht ist, sondern zeigt auf, was MS für den erkrankten Menschen und seine engsten Bezugspersonen bedeutet. Emotionale Reaktionen im Umgang mit der Erkrankung finden sich in der Darstellung Frau Dr. Jaspers ebenso wie praktische Hinweise für eine konstruktive Kommunikation, Antworten auf Fragen zur Kindererziehung oder aber auch Erklärungen zum Ursprung und zum Umgang mit sexuellen Funktionsstörungen. Darüber hinaus werden Wege aufgezeigt, die helfen, die MS in den Lebensalltag des Einzelnen aber auch in den Lebensalltag einer Partnerschaft und einer Familie zu integrieren.

Dieses Buch vermittelt Informationen, die MS-Erkrankte befähigen, aktiv handelnd Einfluss auf ihre Lebensqualität zu nehmen. Die Begriffe „Informiertheit" oder aber auch „Mündigkeit" als Schlagworte der derzeitigen Gesundheitspolitik werden durch den Ratgeber praxisnah mit Leben gefüllt – eine der Herausforderungen, denen sich auch die DMSG in NRW täglich in ihrer Beratungs- und Betreuungstätigkeit stellt. Viel Spaß bei der Lektüre, die hilft, ins Gespräch zu kommen und im Gespräch zu bleiben!

Markus Wirtz
Dipl.-Sozialarbeiter, MSc
Landesgeschäftsführer

Sabine Schmidt
Dipl.-Psychologin/PPT

DMSG
DEUTSCHE MULTIPLE SKLEROSE GESELLSCHAFT
LANDESVERBAND NRW e.V.

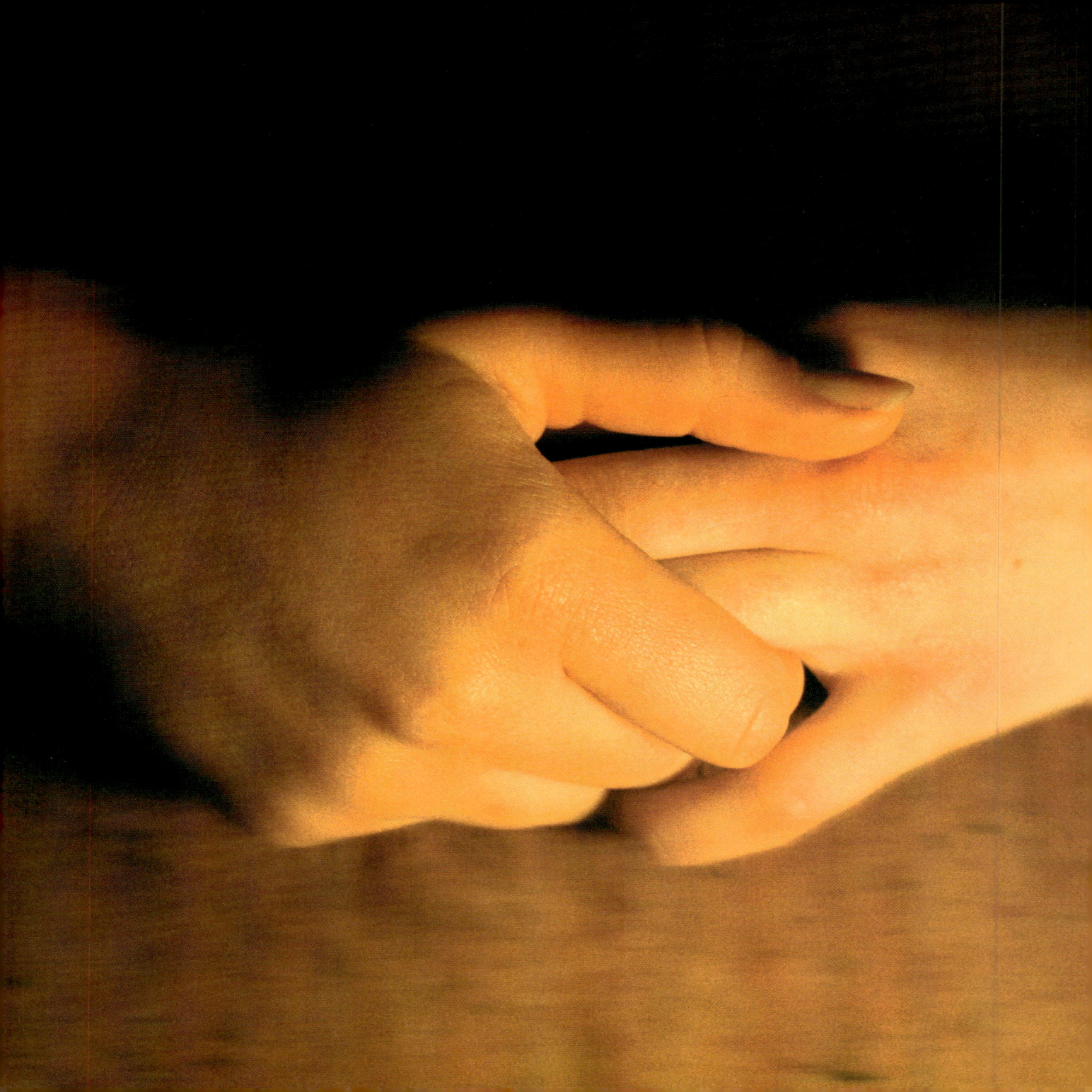

Vorwort

Diagnose MS: „Der Schock betäubte mich, erstarrt saß ich auf meinem Platz in der Bibliothek, fühlte mich abgeschnitten von denen, die um mich waren, und die mir nun unwirklich erschienen. Ich war alleine und erschrocken." [1]
Mit diesen Worten beschreibt der Autor Alexander Burnfield die ersten Minuten in seinem Leben mit der Diagnose MS. In diesen zwei Sätzen finden wir wohl alle Tragik und vor allem Einsamkeit wieder, die jeder Betroffene zunächst kennen lernt. Sicher können Sie solche Gefühle gut nachvollziehen, wenn Sie selbst mit der Diagnose MS konfrontiert sind und die vielen Probleme des Alltags bewältigen müssen.
Gerade diese geschilderte Situation ist unser Anlass, Ihnen aufzuzeigen, dass ein Leben mit MS kein „Alleingang" ist: Ihre Familie, Ihre Freunde und so manch anderer „Verbündeter" kann Ihnen zur Seite stehen und dabei helfen, hohe Lebensqualität so lange wie möglich zu erhalten. Wir möchten Ihnen deshalb hier Anregungen geben, in welchen Situationen Sie besonders gut Unterstützung finden und wie Sie kritische Situationen durch gute Organisationsstrukturen für sich und andere entschärfen können. Dafür haben wir eine Reihe von verständlichen Informationen sowie viele Hinweise auf Literatur und eine umfangreiche Adressenliste für Sie zusammengetragen.
Vielleicht werden Sie dann trotz mancher einsamer Momente mit Ihrer Erkrankung MS irgendwann mit Zuversicht behaupten können „Gemeinsam sind wir stark!"

Ich wünsche Ihnen viel Erfolg!

Dr. med. Tatjana Jasper

Das Krankheitsbild MS

Multiple Sklerose zeichnet sich dadurch aus, dass sie sehr unterschiedliche Gesichter und Verläufe zeigt. Von anfangs unspezifischen Symptomen wie Taubheitsgefühl, Kribbeln, Sehstörungen oder Müdigkeit bis zur endgültigen Diagnose können einige Wochen, Monate oder sogar Jahre vergehen. Betrachten Sie das ruhig als eine absolut positive Nachricht: bei einem ausgesprochen hohen Anteil an Betroffenen nimmt die MS einen milden Verlauf und ist gerade im Anfangsstadium schwer zu diagnostizieren. Allerdings gehört Multiple Sklerose nach wie vor zu den chronischen Erkrankungen und kann bisher nicht geheilt werden.

Was ist MS? Welche Symptome können auftreten, wie zeichnen sich die unterschiedlichen Verläufe aus? Wen kann ich fragen? Welche Therapien gibt es?
Jeder von uns hat berechtigte Angst vor einer unbekannten Situation, die in diesem Fall sogar den eigenen Körper und damit das Leben verändert.

Damit Sie einen ersten Überblick über die Symptome und den Verlauf von MS erhalten, haben wir einige wichtige Informationen für Sie im folgenden Kapitel zusammengestellt.

Definition der Multiplen Sklerose

Multiple Sklerose (MS) ist eine Erkrankung, die das zentrale Nervensystem (ZNS), also Gehirn, Rückenmark und Sehnerven, betrifft. Dabei treten einzeln oder an mehreren Stellen Entzündungsreaktionen gegen körpereigenes Gewebe auf, die zum Verlust von Nervenhüllen (Myelin) führen. Sie heilen unter Bildung von Narbengewebe ab. Diese Narben (Sklerose) können zum Funktionsverlust der entsprechenden Regionen des ZNS führen.

MS betrifft Menschen jeden Alters. Sie gehört weltweit zu den häufigsten neurologischen Erkrankungen, tritt in den meisten Fällen zwischen dem 20. und 40. Lebensjahr und im Mittel etwa doppelt so häufig bei Frauen auf. Verschiedene Ursachen für die Entstehung von MS werden diskutiert, ein einzelner greifbarer Auslöser konnte aber bisher nicht identifiziert werden. Daher sind auch noch keine Impfungen oder Vorbeugungsmaßnahmen gegen die Erkrankung bekannt. Forschungsergebnisse vermitteln ein recht genaues Bild darüber, welche Mechanismen bei MS im Gewebe des ZNS ablaufen.

MS-Forscher konnten belegen, dass eine Fehlsteuerung des Immunsystems zur Aktivierung körpereigener Abwehrzellen, so genannter T-Zellen, führt. Diese Zellen sind mit dafür verantwortlich, dass Schäden an der isolierenden Nervenhülle, der Mark- oder Myelinschicht, sowohl im Gehirn als auch im Bereich des Rückenmarks auftreten. Normalerweise sind T-Zellen nur an der Abwehr von körperfremden Stoffen wie Viren und Bakterien beteiligt. In der Markschicht entstehen Löcher, die zu einer verlangsamten Reizleitung entlang der Nervenbahnen führen. Diese verlangsamte Reizleitung erzeugt die typischen Symptome bei MS.

Unsere Empfehlung: Die Vorstellungen, die Mediziner über die Vorgänge bei MS haben, sind komplex und für Laien teilweise schwer zu verstehen. Wenn Sie sich mit der Entstehung der MS intensiv auseinandersetzen möchten, kann Ihnen Ihr Arzt grundlegende Dinge erklären.

Ausführliche, verständliche und aktuelle Beschreibungen über den Aufbau des Nervensystems, die Bedeutung des körpereigenen Immunsystems und die Veränderungen bei MS finden Sie in verschiedenen Büchern zum Thema (siehe Seite 63).

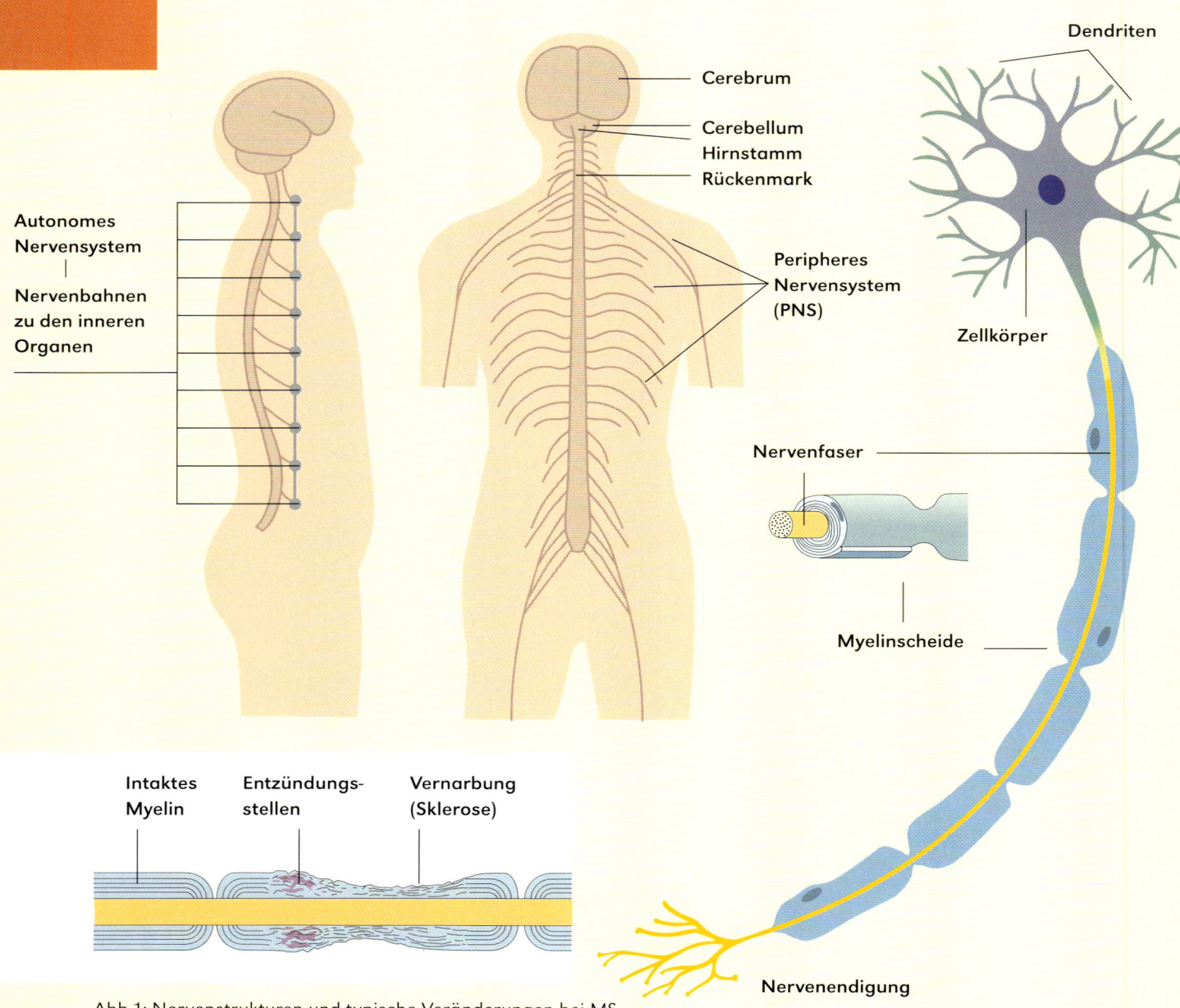

Abb.1: Nervenstrukturen und typische Veränderungen bei MS

Wichtige Informationen, die sich aus den Kenntnissen über MS ergeben, sind für Sie:

- Die Beschwerden bei MS entwickeln sich in den meisten Fällen unvorhersehbar; das bedeutet möglicherweise auch unvorhersehbar gut.
- Äußere Einflüsse, wie z. B. Belastung durch Stress, haben einen Einfluss auf den Verlauf der MS.
- MS ist nicht ansteckend.
- MS wird nicht zwangsläufig von einem Elternteil auf Kinder vererbt.

Unsere Empfehlung: Nutzen Sie viele Informationsquellen und schaffen Sie Fakten! Stellen Sie Ihrem Arzt alle Fragen, die Ihnen auf der Seele brennen. Umfangreiches Wissen über die Krankheit MS hilft Ihnen dabei, Vorurteile gar nicht erst aufkommen zu lassen und Ängste ins richtige Licht zu rücken. Damit haben Sie eine gute Chance, Angst und Hilflosigkeit zu überwinden und zusätzlich viele Möglichkeiten, Unterstützung in Anspruch zu nehmen.

Ihr erster wichtiger Verbündeter: Ihr Arzt, mit dem Sie zusammen den Weg zur Diagnose MS und das therapeutische Vorgehen planen sollten.

Krankheitszeichen und Verlauf

Je nachdem, an welcher Stelle des ZNS die Entzündung stattfindet, finden sich auch unterschiedliche Auswirkungen oder Symptome. In der nebenstehenden Tabelle sind die wichtigsten Krankheitszeichen und ihre Häufigkeit zusammengefasst [2].

Erhöhte Ermüdbarkeit	95%
Spastik / Lähmungen	88%
Empfindungsstörungen	86%
Gleichgewichts- und Koordinationsstörungen	72%
Sehstörungen	
Retrobulbäre Neuritis	71%
Doppelbilder / Nystagmus	41%
Halbseitiger Gesichtsfeldausfall	1%
Vegetative Symptome	
Blasenstörungen	62%
Darmstörungen	44%
Sexualfunktionsstörungen (organisch)	
Männer	58%
Frauen	37%
Sprachveränderung	28%

Tab. 1: Symptome und ihre Häufigkeit

Erste Krankheitszeichen

In den meisten Fällen wird MS anhand bestimmter Symptome erkannt. Dazu gehören Empfindungsstörungen wie Kribbeln und Taubheitsgefühle in Armen oder Beinen, ungewöhnliche Müdigkeit und Ermüdbarkeit sowie Gleichgewichtsstörungen. Bei einem hohen Prozentsatz an Betroffenen führen diese Krankheitsbilder zum ersten Verdacht auf MS und zur weiteren diagnostischen Abklärung. Manchmal lassen sich dann bei genauer Betrachtung der Krankheitsgeschichte vorhergegangene eher unspezifische Symptome auch der Diagnose MS zuordnen. In den meisten Fällen tritt eine MS aus einem Zustand des Wohlbefindens heraus auf, was zusätzliche Ansprüche an die Art der Krankheitsbewältigung stellt.

Unterschiedliche Verläufe: Einteilung der MS in Gruppen

Ein weiteres Charakteristikum der MS ist ihr Verlauf: durch den Wechsel zwischen Zeiten mit aktiver Entzündung und Pausen kommt es häufig zu einem so genannten schubförmigen Verlauf. Dabei können die Länge der Pausen und die Schwere der Schübe ganz unterschiedliche Ausprägungen haben. Entscheidend für den Betroffenen ist vor allen Dingen, ob sich die körperlichen Symptome nach den Schüben komplett wieder zurückbilden oder ob Symptome bestehen bleiben, was dann einer Behinderung entspricht. Mediziner unterscheiden in der Regel vier verschiedene Verlaufsformen [3].

Verlaufsform	Merkmale	Häufigkeit
schubförmig (rezidivierend-remittierend)	plötzlicher Beginn, klar voneinander abgesetzte Schübe mit vollständiger oder teilweiser Rückbildung, inaktiv über Monate oder Jahre	ca. 20 %
anfangs schubförmig, dann chronisch-progredient (dauerhaft fortschreitend)	plötzlicher Beginn, anfangs schubförmiger Verlauf mit vollständiger oder teilweiser Rückbildung, später zunehmende Verschlechterung und Behinderung, bei der zumindest anfangs auch noch zeitweise Besserungen möglich sind	ca. 50 %
von Anfang an chronisch-progredient mit aufgesetzten Schüben	langsamer Beginn, ineinander übergehende Beschwerden ohne wesentliche Rückbildung, zusätzliche Schübe, zunehmende Verschlechterung und Behinderung	ca. 20 %
von Anfang an chronisch-progredient ohne Schübe	langsamer Beginn, ineinander übergehende Beschwerden mit allenfalls vorübergehendem Stillstand und ohne wesentliche Rückbildung, zunehmende Verschlechterung und Behinderung	ca. 10 %

Tab. 2: Verlaufsformen der MS

Unsere Empfehlung: Achten Sie auf die Signale, die Ihr Körper Ihnen gibt. Das gilt sowohl für den Weg zur Diagnose MS als auch für das Erkennen von Schüben. Manchmal kann man erst aus vielen kleinen Puzzle-Teilen das richtige Bild zusammensetzen. Allerdings ist der Umgang mit dem eigenen Körper und Krankheitszeichen auf keinen Fall ein Vollzeit-Job: nicht jedes kleine Unwohlsein muss eine große Bedeutung haben. Wer seinen Körper gut kennt, kann Alltägliches von Außergewöhnlichem trennen!

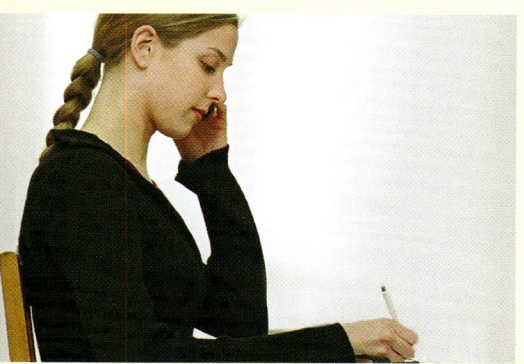

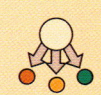 Aufzeichnungen über Beschwerden können eine gute Gedächtnisstütze sein.

Symptome

Bei MS treten viele verschiedene Probleme in unterschiedlicher Häufigkeit und Ausprägung auf. Wir möchten hier die Symptome ausführlicher vorstellen, die entscheidend für den Verdacht auf eine MS sind oder bei vielen Betroffenen irgendwann im Verlauf der Erkrankung auftreten.

Erhöhte Ermüdbarkeit („Fatigue")

Müdigkeit schränkt den Alltag von sehr vielen MS-Betroffenen ein. Dabei können unterschiedliche Arten der Müdigkeit auftreten [4]:

- Abgespanntheit: eine überwältigende Müdigkeit, die nicht auf eine bestimmte Tätigkeit oder körperliche Übung zurückgeführt werden kann.

- Kurzschluss-Müdigkeit: tritt in bestimmten Muskelgruppen auf, zum Beispiel für kurze Zeit in der Hand, nachdem etwas geschrieben wurde.
- Müdigkeit aufgrund von Wärmeempfindlichkeit: ein Anstieg der Körpertemperatur kann zur Müdigkeit führen. Diese Art der Müdigkeit kann aufgrund von jahreszeitlichen Veränderungen im Wetter auftreten, kann aber auch durch andere Dinge ausgelöst werden, zum Beispiel durch ein heißes Bad oder eine heiße Mahlzeit.

Unsere Empfehlung: Müdigkeit kann den Umgang mit alltäglichen Aktivitäten sehr erschweren, ist aber als Krankheitssymptom schwer zu erfassen. Umso wichtiger ist es, dass Sie mit Ihrem Arzt über Müdigkeit sprechen und sie als echtes Krankheitszeichen wahrnehmen.

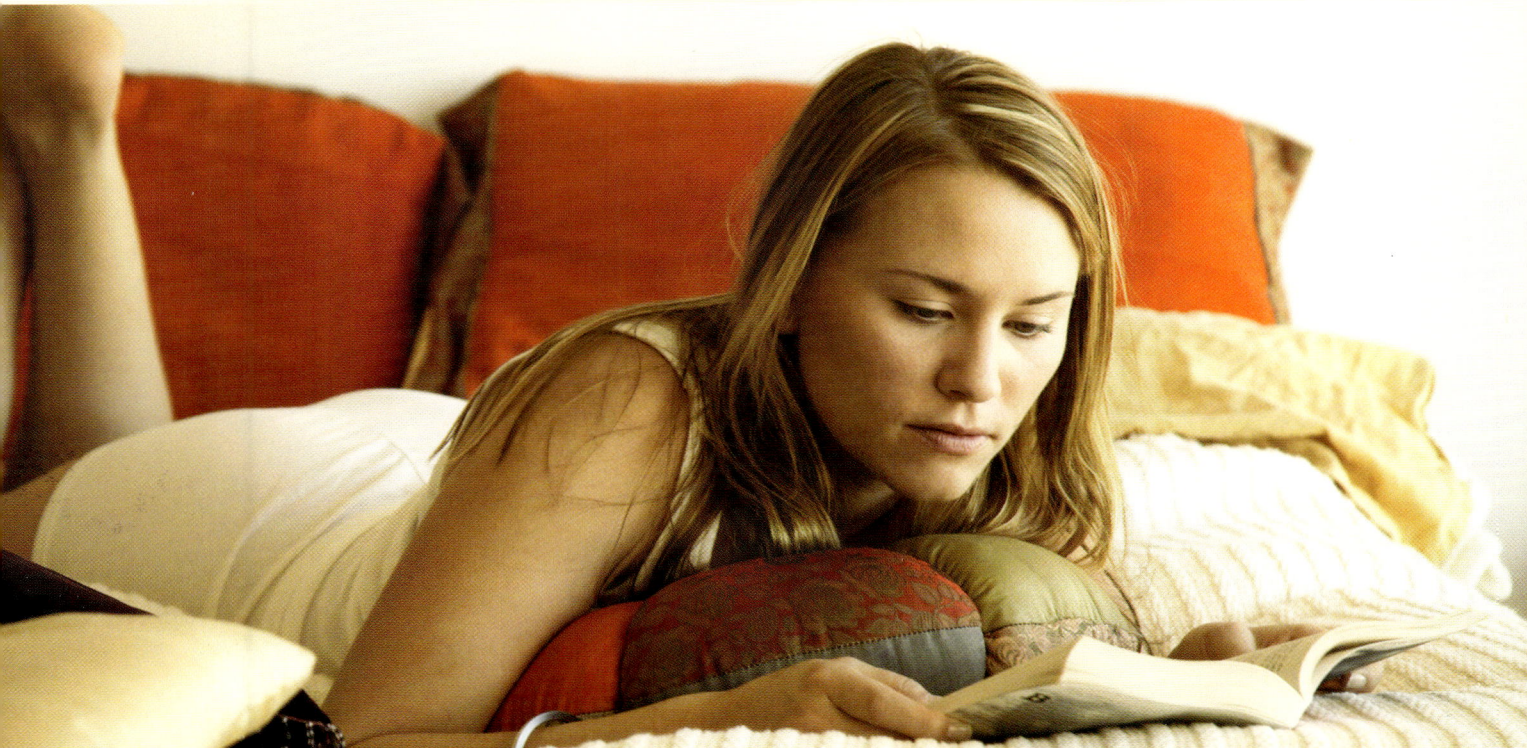

 Wie Sie die Bewältigung alltäglicher Aufgaben am besten aufteilen können, möchten wir Ihnen gerne im Kapitel „Familie und Partnerschaft" ab Seite 40 erläutern.

Empfindungsstörungen

Unter diesem Begriff werden unterschiedliche Arten von Missempfindungen zusammengefasst. Häufig treten Taubheits- und Kribbelgefühle auf, es wird auch über unterschiedliche Wärme- oder Kältewahrnehmungen berichtet. In den seltensten Fällen sind diese Symptome schmerzhaft, eher unangenehm und verwirrend, weil die vom Körper „empfundenen" Gefühle nicht der Realität entsprechen („wie auf Watte gehen", „unter Strom stehen"). Je nach Ausprägung können die Gefühlsstörungen unterschiedliche Auswirkungen auf den Alltag haben. Manchmal sind feinmotorische Tätigkeiten, Tasten oder Gehen erschwert.

Eine besondere Bedeutung kommt den Gefühlsstörungen im Bereich des Genitalbereiches zu. Sie führen bei Männern in ca. 75 % und bei Frauen in 50 % zu sexuellen Störungen.

 Das Thema „Sexualität und MS" gehört zu den zentralen Inhalten dieses Buches, Sie finden dieses Kapitel ab Seite 47.

Bewegungsstörungen / Lähmungen

Bewegungsstörungen treten bei MS-Betroffenen sehr häufig auf, weisen allerdings ein individuell sehr unterschiedliches Spektrum an Ausprägungen auf. Oft tritt eine Steifheit (Spastik) im Bereich der Beine auf, so dass die Knie nicht richtig gebeugt und die Füße nicht komplett vom Boden abgehoben werden. Steifheit in den Armen äußert sich anfangs oft eher durch Ungeschicklichkeiten in der Feinmotorik, beispielsweise beim Schreiben oder Knöpfen.

Verstärken sich die Schäden in den gleichen Nervenbahnen, zum Beispiel durch erneute Schübe, können spastische Lähmungen auftreten. Diese Lähmung kann beide Beine oder die Arme betreffen oder sich auf eine Körperseite, also Arm und Bein der gleichen Seite beziehen. Spastik und Lähmungen sind in vielen Fällen mit Gleichgewichts- und Koordinationsstörungen vergesellschaftet.

Gleichgewichts- und Koordinationsstörungen

Für die vielfältigen Bewegungsstörungen, die häufig symmetrisch an den Gliedmaßen auftreten und auf eine fehlerhafte Koordination zurückzuführen sind, gibt es verschiedene medizinische Fachbegriffe:

- Ataxie: Gestörte Bewegungskoordination durch eine zentralnervöse Störung. Sie tritt bei der MS insbesondere auf, wenn die visuelle Kontrolle der Bewegungsabläufe fehlt.
- Dysmetrie: Zielunsicherheit bei Bewegungen.
- Tremor: Zittern, das bei jeder Bewegung auftritt.

MS-Betroffene zeigen aufgrund von gleichzeitig bestehenden Gleichgewichts- und Bewegungsstörungen, Spastik bzw. Lähmungen und/oder Gefühlsstörungen eine charakteristische Gangunsicherheit, die durch begleitende Sehstörungen noch verstärkt werden kann.

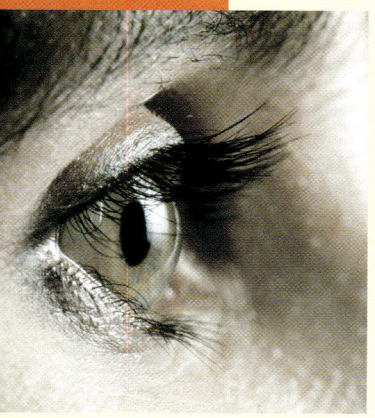

Sehstörungen

Als klassisches Beispiel gilt die einseitige Sehnerven-Entzündung (Retrobulbäre Neuritis), die vor allem zwischen dem 10. und 45. Lebensjahr sehr häufig bei Frauen auftritt: die Sehschärfe nimmt ab, es erscheint ein „schwarzer Fleck" im Gesichtsfeld und Schmerzen treten vor allem bei Bewegungen des Auges hinter dem Augapfel und im Bereich der Augenhöhle auf. Schwäche oder schlechte Koordination der Augenmuskeln kann zum Erscheinen von Doppelbildern führen.

Vegetative Symptome (Harnblase und Darm)

Das vegetative Nervensystem versorgt vor allem die inneren Organe unseres Körpers. Es ist nicht oder nur eingeschränkt einer willentlichen Kontrolle unterworfen. Zu seinen wichtigsten Funktionen gehören die Steuerung von Harnblase und Darm.

Blasenstörungen sind als Erstsymptom sehr selten, ihr Vorkommen nimmt jedoch mit Fortschreiten der Multiplen Sklerose zu. Anfangs äußern sie sich mit einem gehäuften Drang, Wasser zu lassen, wobei dann jedoch nur geringe Urinmengen abgegeben werden. Diese Beschwerden lassen sich nur sehr schwer von einem Harnwegsinfekt unterscheiden. Im weiteren Verlauf treten Inkontinenz (unkontrollierter Harndrang) und Restharn-Probleme (nicht vollständige Entleerung der Blase) auf. Durch einen verlangsamten Transport im Bereich des Darmes kann es zu Verstopfung kommen.

Kognitive Störungen

Im Verlauf der Krankheit können neben der Beeinträchtigung des körperlichen Leistungsvermögens und der Müdigkeit auch Störungen hervorgerufen werden, die geistige Fähigkeiten wie Denken, Erinnern, Planen, Vorausschauen und Urteilen in Mitleidenschaft ziehen.

Die Symptomatik ist individuell sehr unterschiedlich. Einige Patienten leiden stark und auch früh darunter, andere wiederum nie. Normalerweise sind die Anzeichen dafür eher unterschwellig. Bei MS bedingten kognitiven Störungen bleibt in der Regel die Intelligenz in vollem Umfang erhalten, aber die geistigen Prozesse verlaufen langsamer. Häufig bestehen Gedächtnisstörungen, insbesondere des Kurzzeitgedächtnisses. Aufmerksamkeitsstörungen machen sich z. B. dadurch bemerkbar, dass viele, parallel miteinander auftretende Reize nicht adäquat verarbeitet und selektiert werden können.

Unsere Empfehlung: Es ist zunächst sicher erschreckend zu erfahren, welche Symptome bei MS auftreten können. Sie sollten aber wissen, was auf Sie zukommen kann, damit Sie die Veränderungen Ihres Körpers zuordnen können – das ist weitaus weniger beängstigend als unbekannte Dinge.
Blicken Sie optimistisch in die Zukunft: vor allem nach den ersten Schüben bilden sich Symptome fast immer wieder vollständig zurück. Erst wenn eine MS länger besteht, wird die Wahrscheinlichkeit für eine bleibende Behinderung größer.

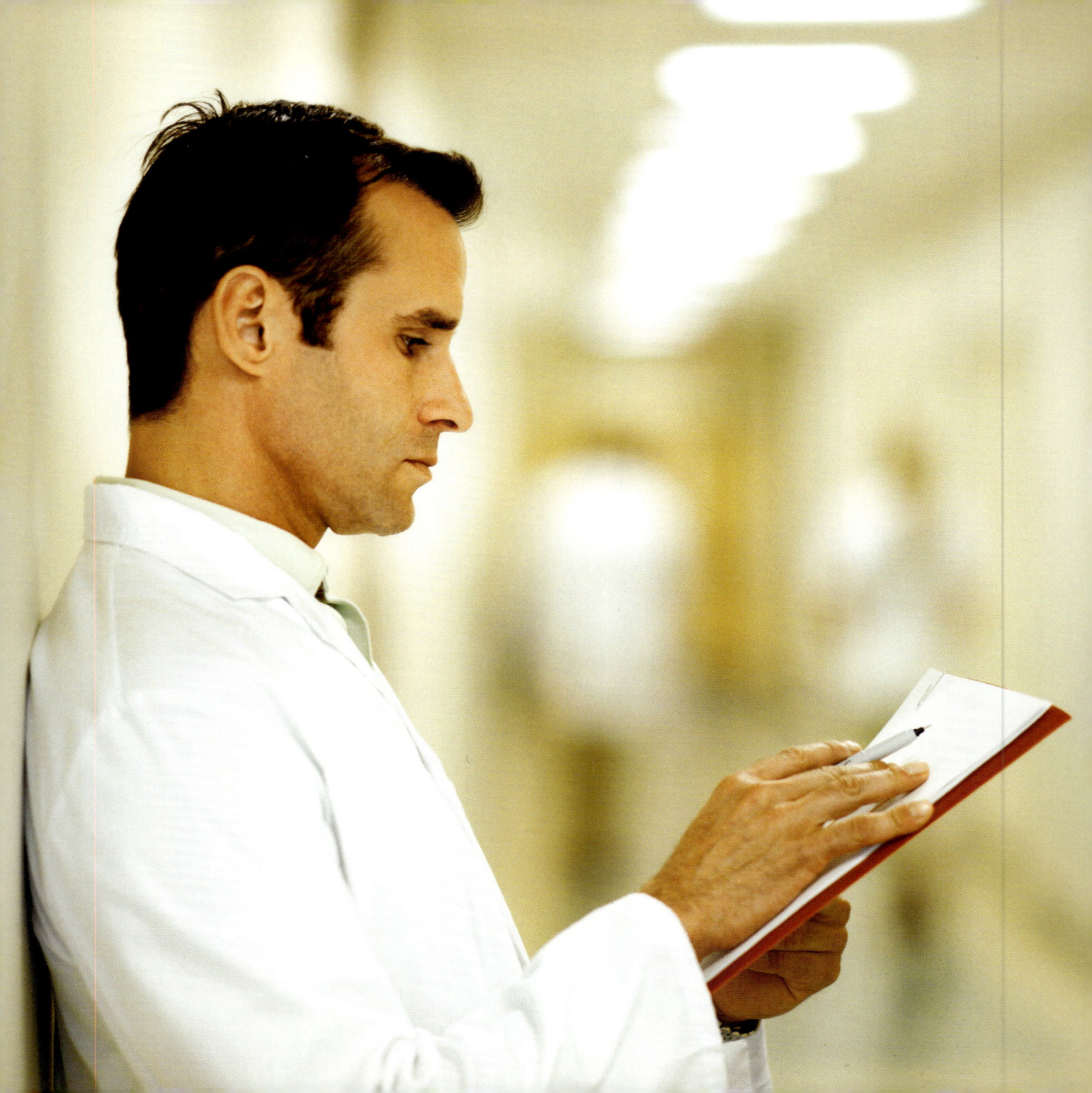

MS behandeln

In der Behandlung der MS gibt es prinzipiell drei verschiedene Ansätze:

1. die Behandlung eines akuten Schubs,
2. die Behandlung von Symptomen während und nach einem Schub (symptomatische Therapie) sowie
3. die Regulierung des Immunsystems, um Häufigkeit und Schwere der Schübe zu vermindern (immunsuppressive Therapie, immunmodulierende Therapie).

Unsere Empfehlung: Beteiligen Sie sich an Entscheidungen. Es ist einfacher für Sie, wenn Sie wissen, dass Ihr Arzt gute Gründe für ein bestimmtes therapeutisches Konzept hat. Dafür ist es notwendig,
- mit Ihrem Arzt das Vorgehen in Ruhe zu planen und
- das Für und Wider einer Therapie gut gegeneinander abzuwägen.

Dabei kann es sehr hilfreich sein, in diese Planung weitere Beteiligte wie z. B. einen Physiotherapeuten und eine enge Bezugsperson einzubeziehen.

Akuter Schub

In der Behandlung eines akuten Schubes werden heute Kortisonpräparate in hoher Dosierung intravenös verwendet, um die Entzündungsreaktion des Immunsystems wirksam zu unterdrücken. Diese Form der Therapie kann die Beschwerden im Schub mildern und zu einer schnelleren Erholung führen. Allerdings geht sie mit einer erheblichen Reihe von Nebenwirkungen einher. Nach Meinung von Experten soll ein Schub immer dann behandelt werden, wenn er mit einer Einschränkung der Lebensqualität einhergeht.

Unsere Empfehlung: Je früher mit der Therapie des Schubes begonnen werden kann, desto schneller kann eine Besserung der Symptome erreicht werden. Daher sollten Sie sich schnell bei Ihrem Arzt melden, wenn neue Symptome oder ungewöhnliche Probleme auftreten.

Planen Sie außerdem ein, dass die Behandlung für einige Tage im Krankenhaus erfolgen wird. Erstellen Sie einen Notfallplan für sich und Ihre Familie, denn jetzt stehen Ihre Bedürfnisse an erster Stelle.

Schaffen Sie sich Verbündete: Ihre Familie oder gute Freunde können in dieser Zeit für Sie viele Aufgaben übernehmen.

Unter einer Kortisontherapie bessern sich die Symptome und verkürzt sich die Dauer eines akuten Schubes. Sie beeinflusst aber nicht den langfristigen Verlauf einer MS, wie in Studien gezeigt wurde.

Symptomatische Therapie

Für die Behandlung verschiedener Symptome steht eine Reihe von Möglichkeiten zur Verfügung. Angefangen von medikamentöser Therapie bis hin zur Physiotherapie und psychologischen Unterstützung ist die Bandbreite sehr groß. Welches therapeutische Verfahren in Frage kommt, hängt vom individuellen Krankheitsbild und Verlauf ab.

Für die unterschiedlichen Therapiekonzepte gibt es ausführliche Beratung durch Ihren Arzt und weitergehende fundierte Informationen, z. B. in einer aktuellen Zusammenfassung durch den Ärztebeirat der DMSG [5].

Auf die speziellen Therapiemöglichkeiten bei sexuellen Störungen gehen wir im Kapitel „Sexualität und MS" ab Seite 47 näher ein.

Ausführliche Informationen zu Therapie-unterstützenden Maßnahmen wie Bewegung und Ernährung finden Sie in der Ratgeber-Reihe „Multiple Sklerose im Alltag" (siehe Seite 63).

Immunmodulatorische Langzeitbehandlung

Mit einer Langzeittherapie über mehrere Jahre wird das Ziel verfolgt, die überschießende Immunantwort und Entzündungsreaktion des Körpers bei MS langfristig zu unterdrücken bzw. so weit wie möglich zu normalisieren. Diese Therapie wirkt wie eine Prophylaxe: Anzahl und Schwere der Schübe werden verringert, dadurch kann das langsame Auftreten von bleibenden Symptomen bzw. Behinderungen aufgehalten werden.

In der Langzeitbehandlung der MS werden heute verschiedene Basistherapeutika eingesetzt:

Substanzgruppe	Wirkprinzip	Wirkung
Interferon-beta	Hemmung der überschießenden Immunantwort	Vermindert die Anzahl und Schwere der Schübe, verlangsamt das Fortschreiten der neurologischen Behinderung und schwächt diese ab
Glatirameracetat	Vermutlich Verstärkung der körpereigenen schützenden Immunantwort	Vermindert die Schubrate, bisher kein Nachweis einer Verminderung der Krankheitsprogression
Azathioprin	Hemmung des Immunsystems	Abschwächung der Symptome im Schub, verringerte Schubhäufigkeit, bisher noch unzureichend belegter Einfluss auf Langzeitverlauf

Tab.3: Basistherapeutika und ihre Wirkung

Unsere Empfehlung: Auch bei den Basistherapeutika in der Intervalltherapie gilt: Ihr Arzt wird versuchen, für Sie die optimale Behandlung zu erreichen. Aufgrund der langen Erfahrung und der nachgewiesenen Eigenschaften steht Interferon-beta an erster Stelle der Therapieoptionen. Sie sollten aber daran denken, dass eine Langzeittherapie in ihrer Effektivität erst über einen längeren Zeitraum beurteilt werden kann.

Es ist daher besonders wichtig,
- den zunächst eingeschlagenen therapeutischen Weg auch konsequent beizubehalten, es sei denn, wichtige Gründe wie z. B. nicht tolerable Nebenwirkungen treten auf, und
- die eigenen Wünsche an den Therapieerfolg auf einem realistischen Niveau anzusiedeln.

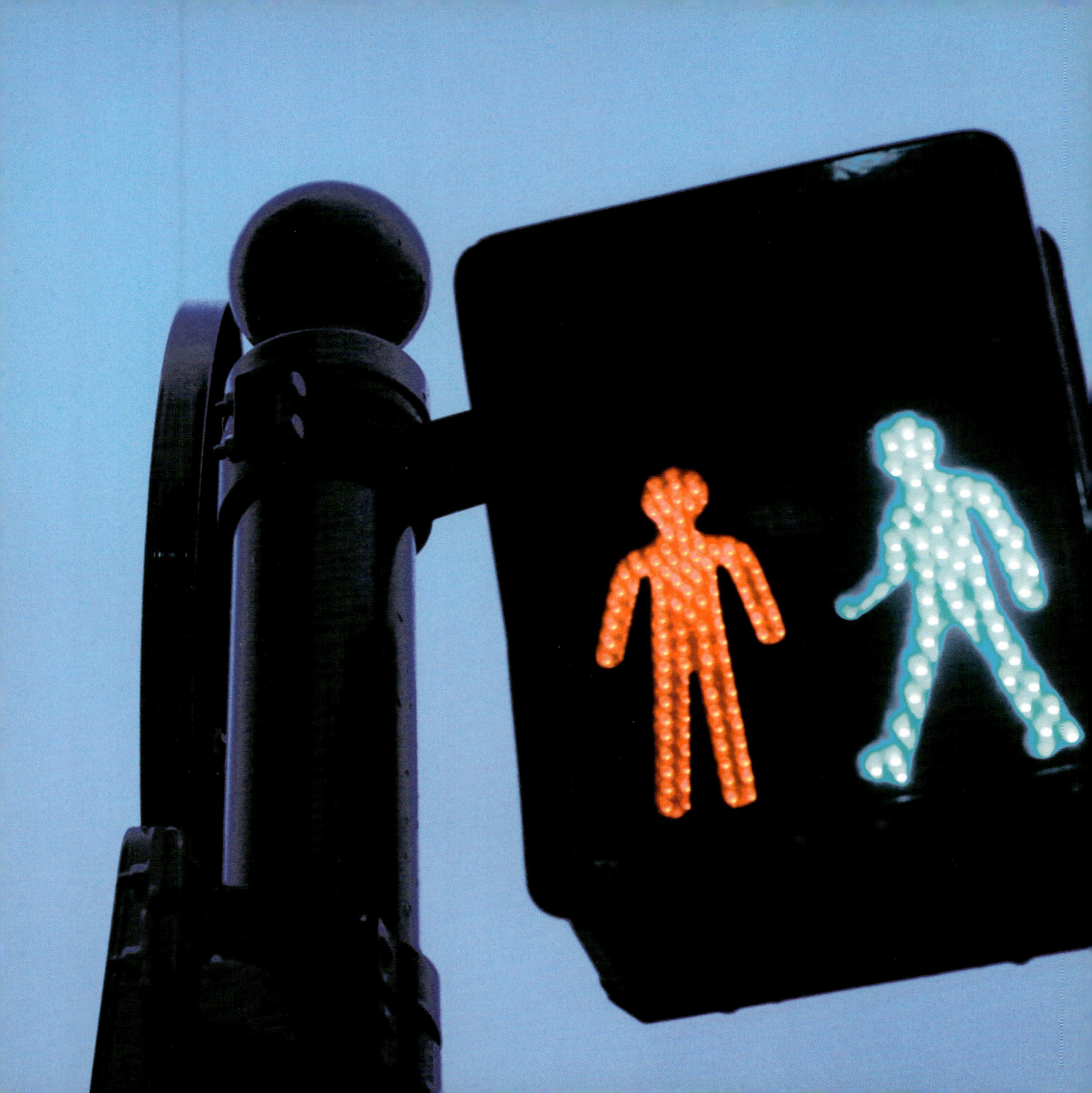

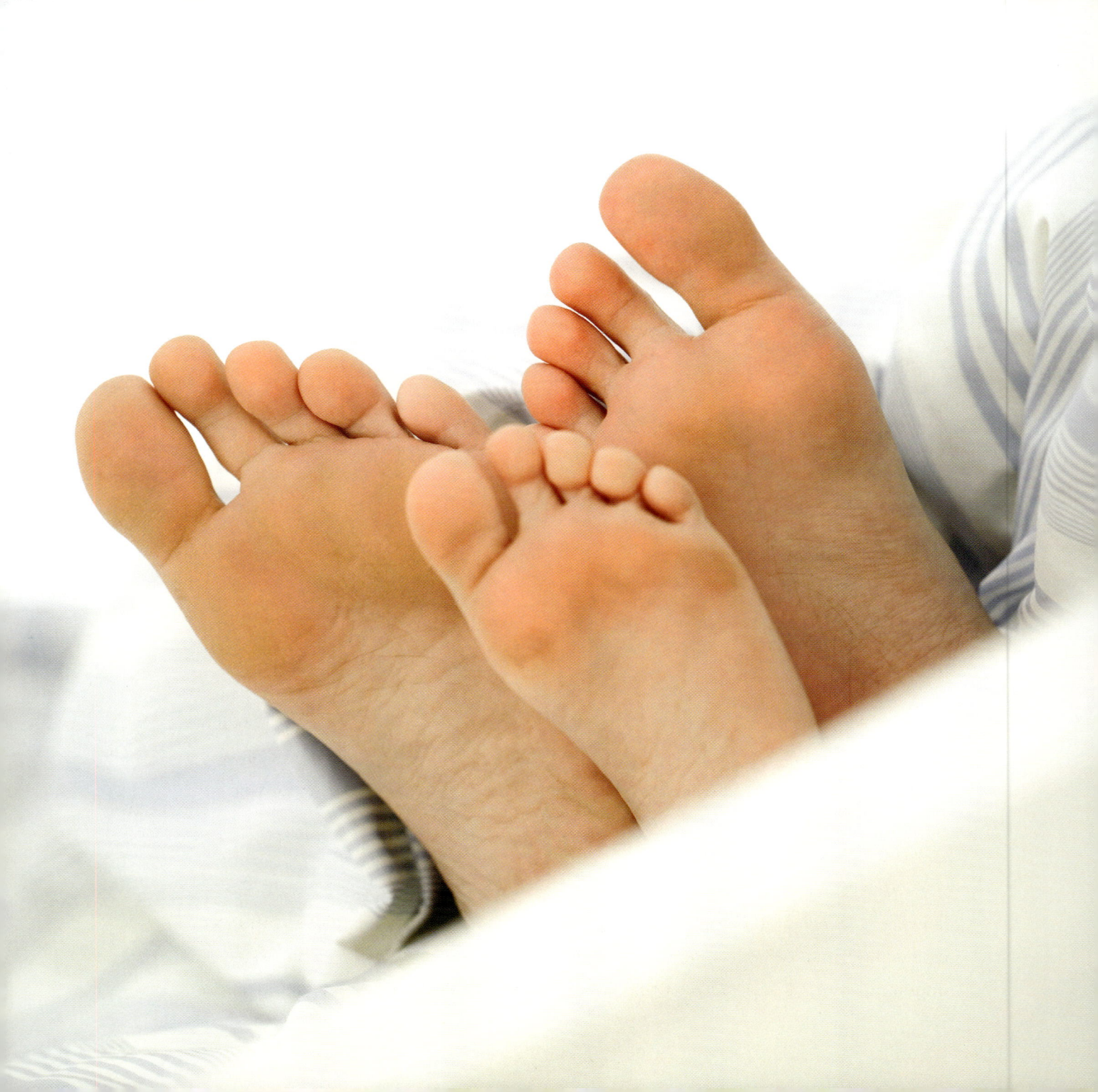

MS in Partnerschaft und Familie

Die Erkrankung MS konfrontiert Betroffene mit einer neuen Lebenssituation. Manche trifft es gerade zu einem Zeitpunkt, an dem sie angefangen haben, eigene Ziele zu verfolgen, Karriere und Familie aufzubauen. Andere stecken mitten im „produktiven Leben" mit Beruf und kleinen Kindern. Die Diagnose MS verändert psychisch und physisch den eigenen Körper und stellt die Bindungen in Partnerschaft und Familie vor unerwartete Herausforderungen.

- **MS ist eine chronische Erkrankung:** MS-Betroffene haben in fast allen Fällen eine normale Lebenserwartung. Das bedeutet, dass sich alle Beteiligten über einen langen Zeitraum mit der Krankheit auseinandersetzen müssen.
- **MS verläuft unvorhersehbar:** welchen Verlauf die Erkrankung nimmt und wie schnell es zu bleibenden Behinderungen kommt, ist absolut individuell. So ist Kreativität und vor allem Flexibilität mehr gefragt, als langfristige Pläne zu schmieden.
- **MS belastet:** neben finanziellen Belastungen werden auch familiäre Ressourcen wie Zeit, Energie und Zuwendung aufgebraucht. Erholungspausen für alle sind zwingend notwendig.
- **MS definiert die Rollen in Partnerschaft und Familie neu:** Stärke und Schwäche, Fürsorge und Hilfsbedürftigkeit entsprechen nicht mehr dem gelernten Rollenverständnis und müssen darüber hinaus oft neuen Entwicklungen angepasst werden.

Leben mit der Diagnose MS

Viele Menschen entwickeln klare Vorstellungen, was ihre Fähigkeiten und ihren Stellenwert in Familie und Gesellschaft angeht. Die Diagnose MS löst in dieser Situation eine echte Lebenskrise aus, denn alle Lebensbereiche eines Menschen sind betroffen, angefangen vom Körperbewusstsein über das eigene Selbstbild bis hin zur beruflichen

Stellung und dem Verhältnis zu Mitmenschen allgemein. Die Reaktionen können Angst, Komplexe und in vielen Fällen Abwehrmechanismen sein, die entscheidenden Einfluss darauf haben, wie die Betroffenen mit ihrer neuen Lebenssituation umgehen.

Abwehrmaßnahme	Kurzbeschreibung
Verdrängung	- Verdrängung der Erkrankung, insbesondere so lange die körperlichen Symptome noch leichtgradig sind bzw. in beschwerdefreien Intervallen zwischen Schüben. - Der Betroffene will das Ausmaß der Erkrankung nicht wahrhaben, MS und mögliche Auswirkungen werden nicht realistisch in die Zukunftsplanung einbezogen. - Der Mechanismus der Verdrängung kann zu psychischer Erschöpfung führen.
Überkompensation	- Betroffene wollen sich mit aller Gewalt beweisen, dass ihre Leistungsfähigkeit nicht eingeschränkt ist. - Sie begeben sich bewusst in gefährliche und belastende Situationen.
Außenprojektion	- Angst und Minderwertigkeitsgefühle werden einer außen stehenden Person zugeordnet, zum Beispiel dem Partner.
Innenprojektion	- Angst und Minderwertigkeitsgefühle werden so stark verinnerlicht, dass sie zu Depressionen führen und körperliche und geistige Aktivitäten stark hemmen. - Alle Bewältigungsstrategien werden von vornherein als sinnlos eingestuft.
Substitution	- Die Angst vor der Erkrankung wird in Angst vor etwas anderem z. B. den Medikamenten oder dem Arzt umgewandelt.
Regression	- Es findet ein Zurückfallen auf kindliche Verhaltensmuster statt, typisch dafür sind z. B. Trotzreaktionen. - Überfürsorge und Aufmerksamkeit (sekundärer Krankheitsgewinn) werden eingefordert.

Tab. 4: Abwehrmaßnahmen

Wie auch immer die psychische Reaktion auf die Konfrontation mit der Erkrankung ist, alle Abwehrmechanismen haben eines gemeinsam: sie hindern an einer konstruktiven Auseinandersetzung mit dem Krankheitsbild.

Betroffene sollten sich daher das Ziel setzen, so schnell wie möglich die Wirklichkeit mit MS zu akzeptieren. So können sie
- ihr Selbstwertgefühl erhalten und stärken,
- Ziele und Wünsche realistisch auswählen und damit auch erreichbar machen,
- Verbündete suchen und finden,
- die wichtigen Menschen in ihrem Lebensumfeld fordern aber nicht überfordern.

Partner, Kinder, Familienmitglieder und Freunde sind in ganz unterschiedlicher Weise von den Veränderungen betroffen. Erkennt der eine bereits sehr schnell, dass „etwas nicht so ist wie früher", werden andere die Situation lange als unverändert betrachten. Es ist daher wichtig zu entscheiden, wer mit der Diagnose konfrontiert werden soll und welche Auswirkungen das auf das Miteinander haben kann.

Ein wichtiges Kriterium für eine solche Entscheidung kann es sein, ob mit dem Gespräch ein Verbündeter geschaffen werden oder nur informiert werden soll. Verbündete sind von Anfang an dringend notwendig, aber sicher sind nur wenige Personen für eine solche Aufgabe geeignet.

Informationen müssen erst dann weitergegeben werden, wenn die Situation es erfordert, zum Beispiel wenn im Freundeskreis auf Aktivitäten verzichtet werden muss, weil der körperliche Zustand es momentan nicht erlaubt.

Der Schlüssel, um Verbündete zu schaffen: positive Kommunikation

- Ergreifen Sie selbst die Initiative zu einem Gespräch. Suchen Sie nach einer günstigen Gelegenheit oder laden Sie Ihren Gesprächspartner ein.
- Beginnen Sie ein Gespräch möglichst mit einer positiven Grundhaltung und ohne Streitabsichten zu verfolgen. Schaffen Sie eine offene und angenehme Atmosphäre.
- Sprechen Sie offen über Ihre Ängste, Gefühle und Erwartungen. Versuchen Sie Ihre Hemmungen abzubauen.
- Beginnen Sie im verärgerten Zustand kein Gespräch. Ebenso nicht wenn beide übermüdet und unkonzentriert sind, nach zu viel Alkoholgenuss oder wenn Sie dafür zu wenig Zeit haben.

Partner und Familie – wie sage ich es den anderen

Gespräche mit dem Partner

Gegenseitige Wertschätzung und Respekt zu erhalten, Belastungen gerecht zu verteilen und genügend Freiräume für den Einzelnen zu schaffen, stellt jede partnerschaftliche Beziehung vor große Herausforderungen. Ein noch größeres Maß an Geduld und Liebe ist erforderlich, wenn ein Partner in der Beziehung seiner „Rolle" nicht mehr entsprechen kann. Gefühle, Zukunftsängste und Sorgen müssen ausgesprochen werden. Ihr Partner steckt nicht in Ihrem Kopf! Er ist darauf angewiesen, dass ihm Gefühle mitgeteilt werden, um gemeinsam den Alltag zu bewältigen. Dafür ist eine offene und konstruktive Gesprächsebene besonders wichtig.

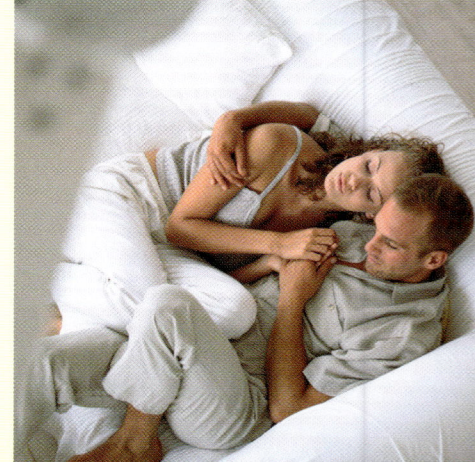

Unsere Empfehlung: Versuchen Sie,

- sich zusammen mit Ihrem Partner alle positiven Seiten an Ihnen bewusst zu machen: was Sie besonders gut können, warum Sie für ihn anziehend sind, was Sie gemeinsam besonders gerne machen.
- Ihren Partner um konkrete Hilfe zu bitten ohne ständige Aufmerksamkeit und Zuwendung zu fordern.
- mit Ihrem Partner zusammen flexibel auf Situationen zu reagieren und ein realistisches Bild Ihrer Zukunft zu gestalten: den Augenblick genießen ist bei MS viel wichtiger als unsichere Zukunftspläne für das nächste Jahr zu machen.

Das körperliche Selbstbild verändert sich durch die chronische Erkrankung. Manchmal treten konkrete Störungen im Bereich des sexuellen Empfindens auf, so dass neue Formen von Zärtlichkeit und körperlicher Befriedigung gefunden werden müssen. Weitere Informationen dazu finden Sie im Kapitel „MS und Sexualität" ab Seite 47.

MS bedeutet sicher einen Risikofaktor für das Bestehen einer Partnerschaft. Genau so gut besteht aber die Chance für eine intensive, bewusste Beziehung, die man sich gemeinsam erarbeiten und erhalten kann.

Ihr Partner benötigt genau wie Sie objektive Informationen zum Thema MS. Damit Sie immer auf dem gleichen Stand sind und Fragen gleich vor Ort klären können, können Sie gemeinsam mit Ihrem Lebenspartner zu Arztterminen gehen. Ein einfühlsamer und kompetenter Arzt als Ansprechpartner kann Ihnen die Besprechungen sehr erleichtern. Auf Anfrage sind sicher in Ausnahmen auch Termine am Abend möglich.

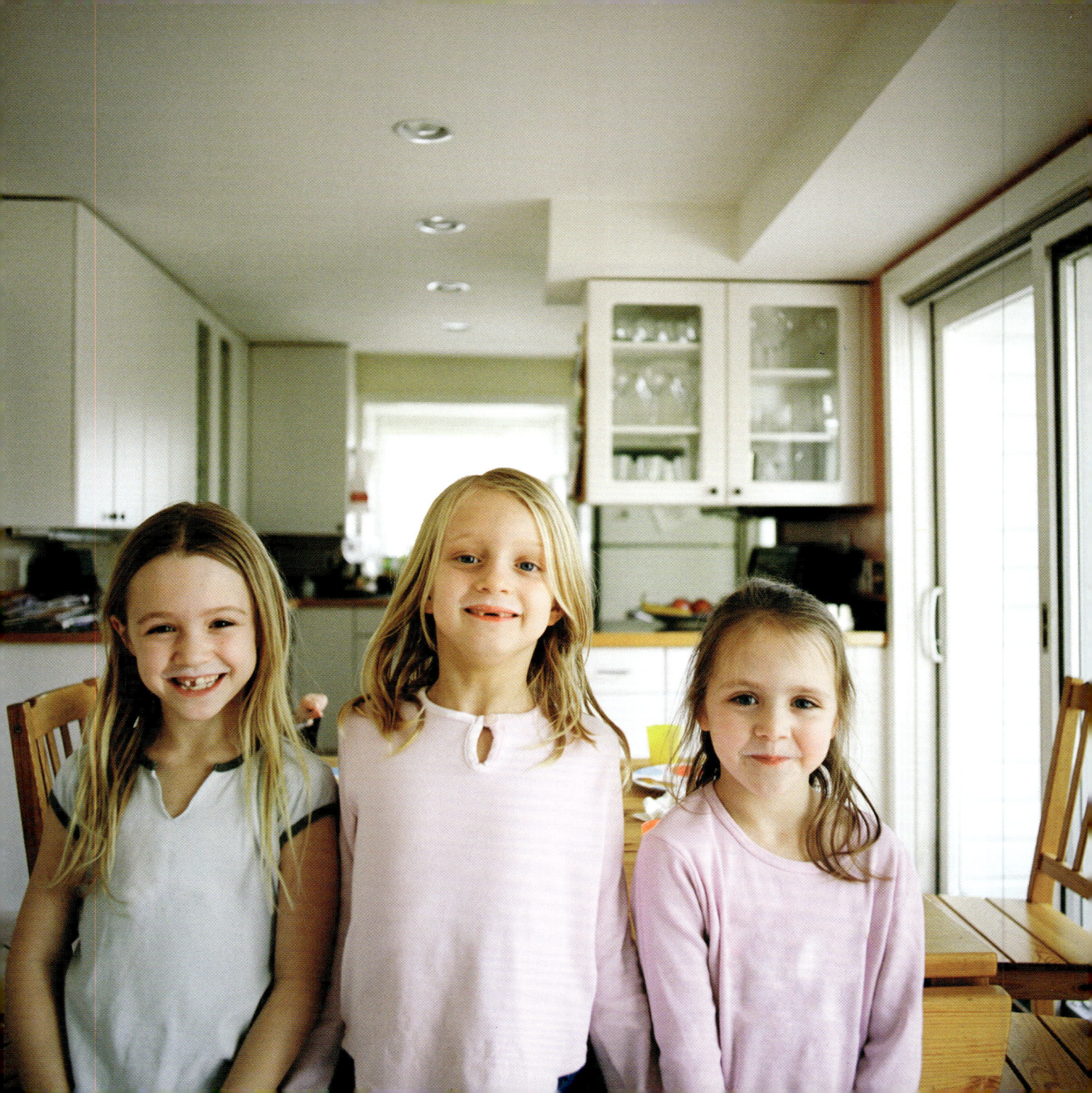

Gespräche mit den Kindern

Grenzen setzen, Disziplin ausüben, Vorbild sein – das alles gehört zu den täglichen Anforderungen von Kindern an ihre Eltern. Diese Anforderungen werden durch die Erkrankung MS nicht verändert, aber ihre Umsetzung wird möglicherweise erschwert. Bei Krankheitssymptomen wie Müdigkeit und Verminderung der körperlichen Leistungsfähigkeit fallen diese Aufgaben besonders schwer und müssen teilweise vom Partner übernommen werden.

Kinder verstehen das oft schneller als man denkt. Vor allem haben sie ein feines Gespür dafür, dass etwas nicht mehr so ist wie gewohnt, ohne dass Symptome wie Lähmungserscheinungen offen sichtbar sein müssen. Besonders bei Kindern lösen die Veränderungen von Strukturen, Rollen und Regeln Angst aus. Gemeint ist dabei nicht nur die Angst vor dem Neuen und Unbekannten, sehr häufig fürchten sich Kinder davor, den betroffenen Elternteil komplett zu verlieren. Gelegentlich fühlen sich Kinder sogar verantwortlich für die Erkrankung und geben sich die Schuld für etwas, deren Ursache sie nicht erklären können.

Unsere Empfehlung:
- Reden Sie mit Ihren Kindern über die Erkrankung MS und versuchen Sie, Ängste abzubauen. Eine altersgerechte Erklärung ist dafür angemessen.
- Sprechen Sie aus, dass Sie manche Dinge nicht so können wie früher.
- Versichern Sie Ihren Kindern auf jeden Fall, dass Sie Ihre Aufgabe als Elternteil weiter wahrnehmen und Schutz und Liebe selbstverständlich bleiben.

 Bei einer Reihe von nationalen MS-Gesellschaften sind Broschüren für Kinder erhältlich, die Ihnen Hilfestellung bei den Gesprächen geben können.

Die Familien-Rolle von Kindern in unterschiedlichen Altersstufen

Kleine Kinder im Vor- und Grundschulalter leiden stark unter der Trennung vom erkrankten Elternteil. Ihr fundamentales Bedürfnis nach Schutz und emotionaler Zuwendung 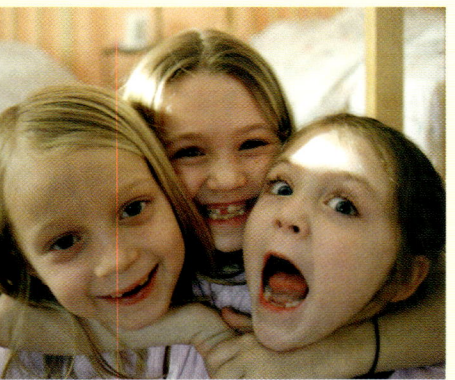 findet keine ausreichende Befriedigung. Erleben sie ein Elternteil mit starken Krankheitssymptomen, entstehen Verlustangst und Todesangst. Nur mit altersgerechten Erklärungen finden kleinere Kinder eine logische Begründung für die veränderte Familiensituation. Besonders wichtig ist es, dass Eltern oder betreuende Personen im Gespräch auf Phantasien und Gedanken eingehen. Die beschützende Rolle der Eltern sollte so uneingeschränkt wie möglich vermittelt werden.

Ältere Kinder und Jugendliche reagieren meist auf andere Weise auf die veränderte Lebenssituation. Oft erscheinen sie ruhig und möglicherweise sogar gleichgültig, sind aber höchstwahrscheinlich sehr betroffen. Um ihnen die Angst vor einer bedrohlich erscheinenden Situation zu nehmen, sind realistische und verständliche Informationen notwendig. Jugendliche tendieren oft dazu, wie ein Erwachsener eine verantwortungsvolle Rolle bei einem Familienproblem zu übernehmen, quasi die Elternfunktion für den erkrankten Elternteil zu übernehmen. Damit verzichten sie aber in unangemessener Weise auf eigene Bedürfnisse. Der entscheidende Schritt der Ablösung aus dem Elternhaus und der Gewinn eigener Autonomie können nicht stattfinden.

Unsere Empfehlung: Sorgen Sie dafür, dass Kinder und Jugendliche die altersentsprechenden Rollen in der Familie behalten. Ein offenes Ohr und viele Gespräche können Ängste aus dem Weg räumen. Für Kinder ist ein Ansprechpartner außerhalb der Familie sinnvoll, wenn die Situation in der Familie emotional stark belastend ist. Ihr Arzt und Familienberatungsstellen können kompetente Hilfe vermitteln.

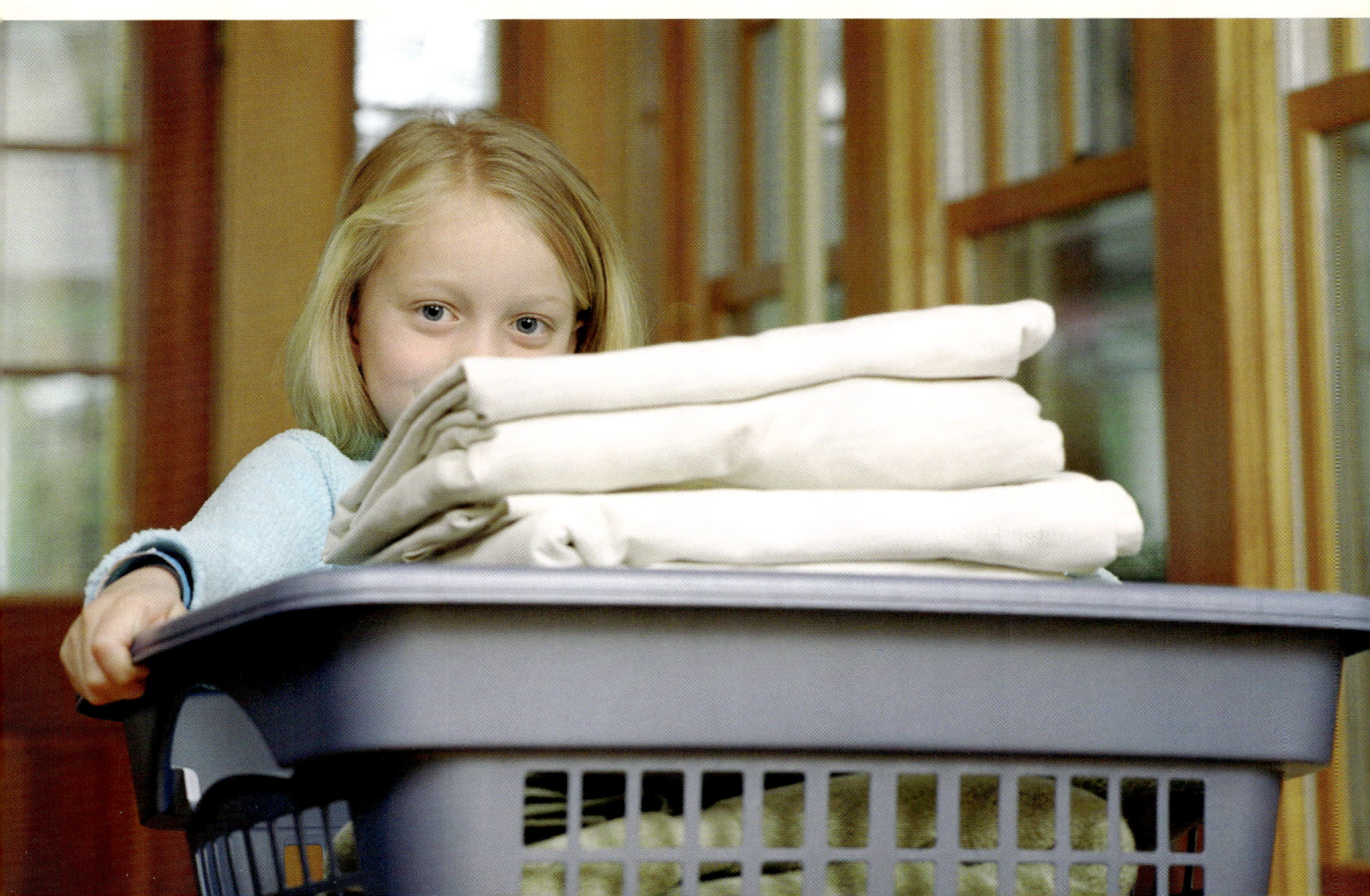

Erst in den letzten Jahren wurden die Auswirkungen einer chronischen Erkrankung wie MS auf das Familienleben näher betrachtet. Dabei kamen Experten zu der Ansicht, dass gerade Kinder und Jugendliche sehr davon profitieren, wenn sie möglichst früh im Umgang mit der veränderten Lebenssituation professionell betreut werden. Ziel einer solchen Betreuung ist es, die Probleme in der Familie so zu meistern, dass eine möglichst unbelastete psychische und soziale Entwicklung der Kinder ermöglicht wird.

> Lassen Sie „das Kind nicht in den Brunnen fallen"! Nehmen Sie Hilfe für sich und Ihre Familie frühzeitig in Anspruch. Ihr Arzt oder die Landesverbände der Deutschen Multiple Sklerose Gesellschaft können Ihnen bei der Suche nach einer Familienberatung helfen.

Gespräche mit Eltern, Freunden und Bekannten

- Wen geht meine Erkrankung etwas an?
- Was löst eine derartige Erklärung bei meinem Gesprächspartner aus?
- Was bezwecke ich mit meiner Rede?

Es kann sehr hilfreich sein, die Antworten auf diese Fragen zu bedenken, bevor ein Gespräch über die Krankheit MS erfolgt. Eine einfache Erklärung der Fakten über MS ermöglicht es Ihnen, souverän über MS Auskunft zu geben und Einzelheiten folgerichtig und logisch zu berichten. Bestimmte allgemeine Punkte werden damit schon im Vorfeld richtig gestellt, um auf Klischees (z. B. jeder mit MS endet im Rollstuhl) oder Missverständnisse (z. B. MS ist ansteckend) angemessen zu reagieren. Danach ist es auf sachlicher Ebene möglich, über den eigenen Zustand zu berichten ohne zu dramatisieren. So kann in vielen Fällen leichter konkrete Hilfe eingefordert werden.

Hilfe für sachliche Information – die Standarderklärung

Nutzen Sie die Beschreibung der MS ab Seite 8 als „Standarderklärung". Wenn detaillierte Fragen gestellt werden, können Sie Broschüren und Bücher an die Personen weitergeben, deren Verständnis für Sie von besonderer Bedeutung ist.

Anerkennung der Krankheit durch die anderen – das Problem der „unsichtbaren Symptome"

Alle Folgezustände der MS beeinflussen das tägliche Leben. Allerdings ist die Zuordnung von bestimmten Symptomen zur Erkrankung nicht immer eindeutig.

Fatigue

„Du bist ja so träge und unmotiviert!" Was hier als Vorwurf formuliert ist, ist bei MS-Betroffenen in den meisten Fällen einem Hauptsymptom der Erkrankung zuzuordnen, der so genannten „Fatigue" oder Erschöpfung (siehe auch Seiten 14 und 15). Fatigue ist ein häufiges Symptom und hat starke Auswirkungen auf die Leistungsfähigkeit in Familie und Alltag. Besonders wenn der Betroffene wie hier nicht sichtbar krank ist, führt erst ein klärendes Gespräch zum erforderlichen Verständnis.

Kognitive Störungen

Gedächtnis- und Konzentrationsschwierigkeiten geraten leicht in den Verdacht, auf mangelndem Interesse oder Unaufmerksamkeit zu beruhen. Dabei ist die Tatsache bekannt, dass MS-Betroffene unter verschiedenartigen Störungen des Denkens

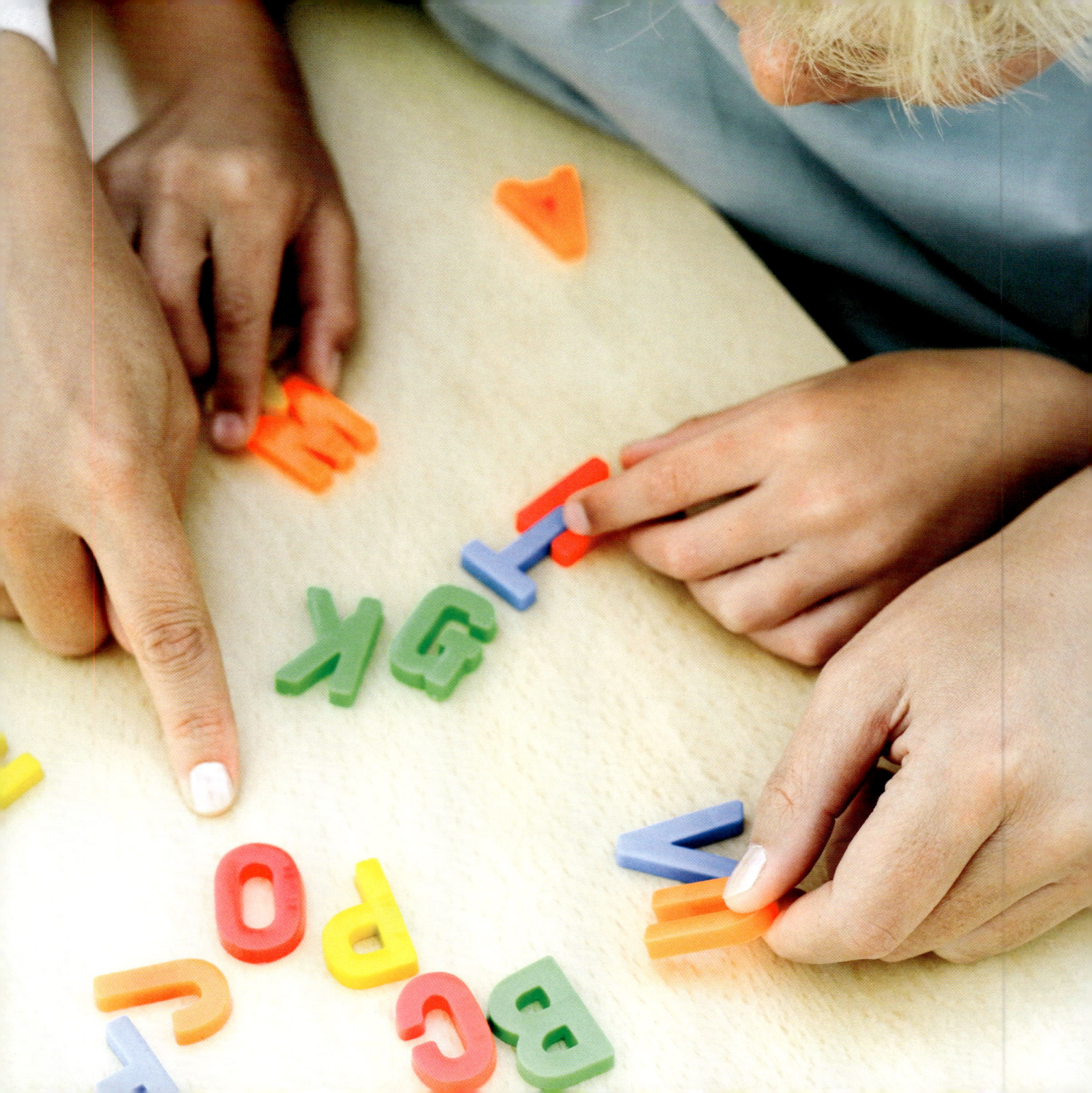

(Kognition) leiden können (siehe Seite 19). Die Auswirkungen auf den Alltag hängen bis zu einem gewissen Grad davon ab, in welchem Maß man auf sein Gedächtnis und Denkvermögen angewiesen ist. Schwierigkeiten bei der Erinnerung an jüngste Ereignisse und an geplante oder notwendige Aufgaben (Kurzzeitgedächtnis) schränken die Handlungsfähigkeit dabei drastisch ein.

Unsere Empfehlung:
- Stellen Sie klar, dass eingeschränkte Leistungsfähigkeit nicht Faulheit oder Unwillen ist, sondern ein Krankheitssymptom.
- Stecken Sie sich realistische Ziele, auf deren Erreichen Sie stolz sein können.
- Schaffen Sie sich Energiereserven.

Helfen Sie Ihrem Gedächtnis auf die Sprünge – gute Organisation ersetzt Gedächtnis und Konzentrationsfähigkeit

- Vermeiden Sie Stress und Ermüdung, da diese Faktoren Konzentrations- und Gedächtnisschwäche verstärken können.
- Schreiben Sie sich Listen mit Dingen, die zu erledigen sind – Einkaufslisten usw..
- Verwenden Sie einen Terminkalender für Verabredungen und wichtige Ereignisse.
- Führen Sie Protokoll über ein- und ausgehende Mitteilungen.
- Organisieren Sie Ihr Zuhause und Ihren Arbeitsplatz so, dass sich alles an seinem vertrauten Platz befindet.
- Führen Sie Unterhaltungen an ruhigen Orten, um Ablenkungen zu vermeiden.
- Wiederholen Sie Informationen und schreiben Sie sich wichtige Punkte auf.

Alltag neu gestalten – Belastungen verteilen

„MS-Betroffene sind in ihrer Leistungsfähigkeit gegenüber Gesunden eingeschränkt." Was bedeutet dieser Satz, den man fast immer im Zusammenhang mit der Erkrankung MS findet?
MS-Betroffene sollten noch intensiver als jeder Gesunde mit ihren Kräften haushalten, um Symptome wie Fatigue oder Konzentrationsschwäche nicht zu verstärken. Experten empfehlen deshalb, mit der vorhandenen „Energie" geschickt umzugehen.

Grundsätze des Energiesparens

- Sorgen Sie für Ausgewogenheit zwischen Aktivitäten und Ruhe und planen Sie jeden Tag Ruhephasen ein. Ruhe bedeutet, nichts zu tun. Wenn Sie aktiv sind, hören Sie rechtzeitig auf, ehe Sie müde werden. Ruhe verbessert die Ausdauer und spart Energie für Tätigkeiten, die Spaß machen.
- Planen Sie voraus. Erstellen Sie einen Tages- und Wochenplan mit notwendigen Aktivitäten und verteilen Sie schwere und leichte Pflichten über den ganzen Tag.
- Ruhen Sie sich aus, bevor Sie müde werden. Anfangs fällt es Ihnen vielleicht schwer, sich während einer Aktivität für fünf oder zehn Minuten auszuruhen, aber das kann Ihre Ausdauer erheblich verbessern.
- Überlegen Sie, ob Sie eine Tätigkeit in mehrere kleinere Aufgaben einteilen können, oder ob andere Ihnen helfen können.
- Setzen Sie Prioritäten. Konzentrieren Sie sich auf die Dinge, die am wichtigsten sind oder getan werden müssen. Wenn Sie eine Aufgabe nicht beenden können, weil Sie zu müde sind, brauchen Sie kein schlechtes Gewissen zu haben.

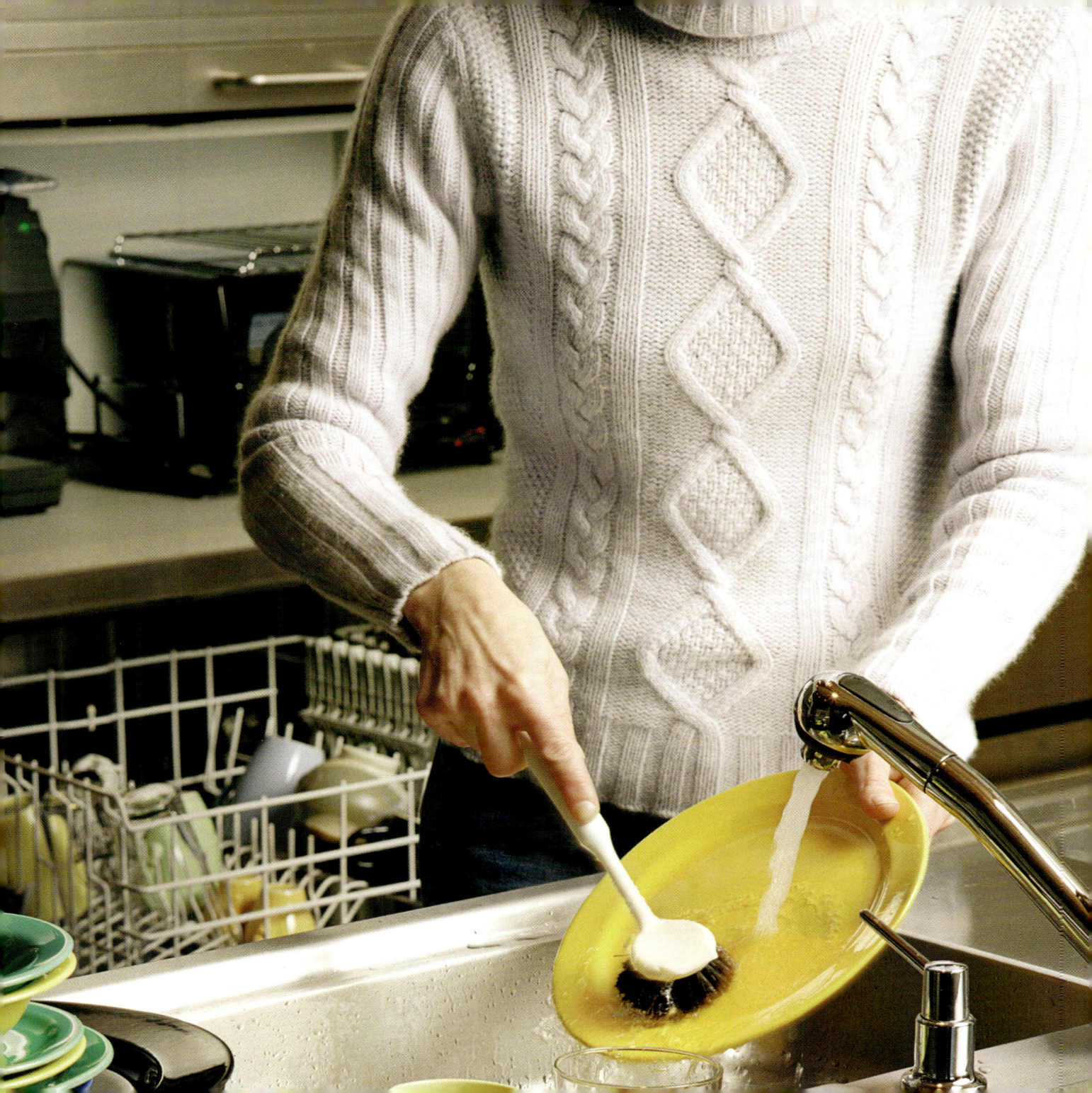

Genau wie in Familien mit gesunden Mitgliedern gibt es eine Vielzahl von Möglichkeiten, die Anforderungen des Alltags auf alle gerecht zu verteilen. Ist in der Familie ein wichtiger „Leistungsträger" betroffen, können prinzipiell zwei Strategien genutzt werden:

- die anfallenden Pflichten werden anders auf die restlichen Mitglieder verteilt.
- alles, was in der Familie nicht geleistet werden kann, wird an jemanden außerhalb der Familie weitergegeben.

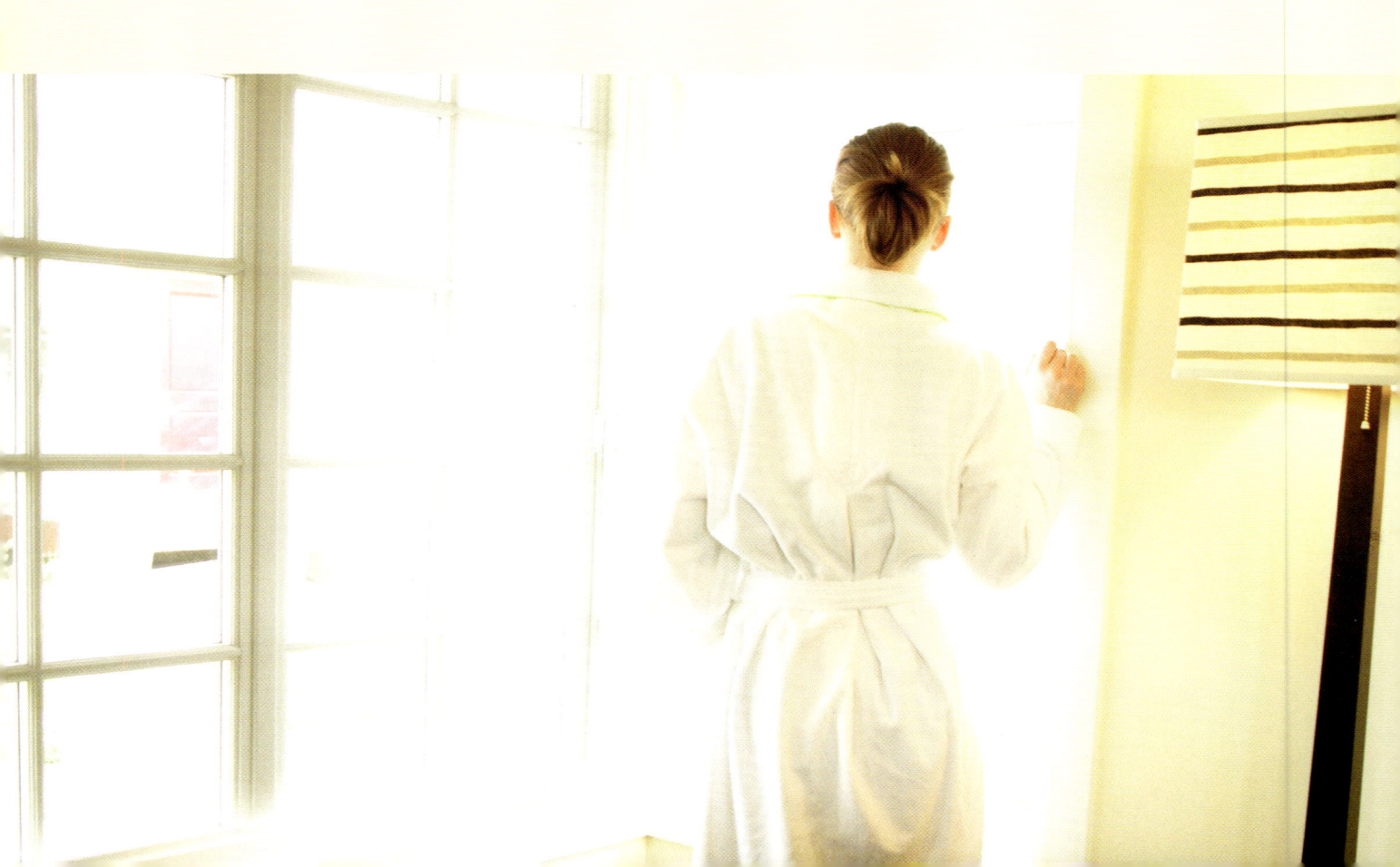

Unsere Empfehlung: Verteilen Sie Aufgaben nach individuellen Fähigkeiten. Kinder erfüllen ihre Pflichten im Haushalt eher, wenn die Aufgaben ihrem Alter entsprechen. Für alle Beteiligten ist es einfacher, wenn sie sich an einen vorgegebenen Arbeitsplan halten können. Geben Sie so viele Aufgaben wie möglich an Personen außerhalb der Familie ab. Wenn die Putzfrau sich um die notwendigen Hausarbeiten kümmert, haben Sie mehr Energie, um schöne Dinge mit Ihrer Familie zusammen zu erleben.

Sie finden konkrete Beispiele für energiesparendes Arbeiten in der weiterführenden Literatur am Ende dieses Buches.

Forderungen und Überforderungen – Belastungen erkennen und mindern

Viele MS-Betroffene verheimlichen Krankheitssymptome und überfordern die eigenen Kräfte aus Angst vor Abhängigkeit. Dies wiederum kann schnell zu Versagen und Niedergeschlagenheit führen und weist Familienmitglieder in ihrem Bedürfnis zu helfen zurück. Auf der anderen Seite besteht die Notwendigkeit, Hilfe dann abzulehnen, wenn sie nicht wirklich gebraucht wird und Abhängigkeit noch nicht notwendig wäre. Hilfe einfordern oder ablehnen ist also ein ständiger Balanceakt, der sich zusätzlich den Veränderungen im Verlauf der Erkrankung anpassen muss.

Unsere Empfehlung: Reden Sie von Anfang an offen mit Ihren Verbündeten. Wer klare Wünsche äußert und auch einmal Unbehagen offen bespricht, hat gute Chancen, dass seine Umgebung die Wünsche respektiert und erfüllt. Wer erwartet, dass der Gesprächspartner „Gedanken liest", wird in seiner Erwartungshaltung oft enttäuscht.

Pflegende Personen in einer Familie engagieren sich oft sehr, um der betroffenen Person zu helfen. Diese Unterstützung kann rein physischer Art sein, indem schwere Lasten abgenommen oder Teile der Hausarbeit übernommen werden. Ein weiterer Aspekt der Fürsorge besteht aus emotionaler Unterstützung. Für alle Beteiligten ist dies eine anstrengende Situation.

Unsere Empfehlung: Helfer sind auch nur Menschen, das gilt für Erwachsene wie für Kinder. Wer eine schwere Aufgabe für lange Zeit bewältigen will, muss auf die eigene körperliche und seelische Gesundheit achten.

Die folgenden Tipps können Betroffene und Helfende dabei unterstützen, eine Überlastung zu vermeiden:

- Setzen Sie Grenzen. Entscheiden Sie, welche Wünsche wichtig sind und wann „Nein" die richtige Antwort auf eine Bitte ist.
- Bleiben Sie realistisch. Kein Mensch kann alles alleine machen. Das gilt besonders dann, wenn man an seine körperlichen und geistigen Grenzen stößt. Stellen Sie an sich und andere keine utopischen Anforderungen.
- Delegieren Sie Verantwortung und bilden Sie Teams. Ein Team wird dann entlastet, wenn schwierige Aufgaben auf unterschiedliche Mitglieder verteilt werden.
- Legen Sie Pausen ein. Das bedeutet nicht nur die Zeit für einen Kaffee zwischendurch, sondern das Ablegen der Verantwortung für einen halben Tag oder Urlaub, um die eigenen Batterien wieder aufzuladen.
- Informieren Sie sich regelmäßig über externe Hilfsangebote. Dazu können auch Selbsthilfegruppen für pflegende Angehörige gehören.

Bewusst leben mit MS: Freiräume schaffen

Ob Sport, Hobby oder Gespräche mit Freunden — auch wenn ein Familienmitglied von MS betroffen ist, sollten eigene Interessen und wichtige Freiräume nicht aufgeben werden. Aktivitäten außerhalb der Familie bieten allen ein Ventil für Stress und Probleme und erhalten die natürlichen Rollen. Dass jeder seine Ansprüche geltend machen kann, erfordert eine möglichst ehrliche und offene Kommunikation. Genauso wichtig ist es, die eigene Verantwortung für das Wohl der anderen zu tragen. So können die Herausforderungen, die MS an eine Familie stellt, gemeinsam bewältigt werden.

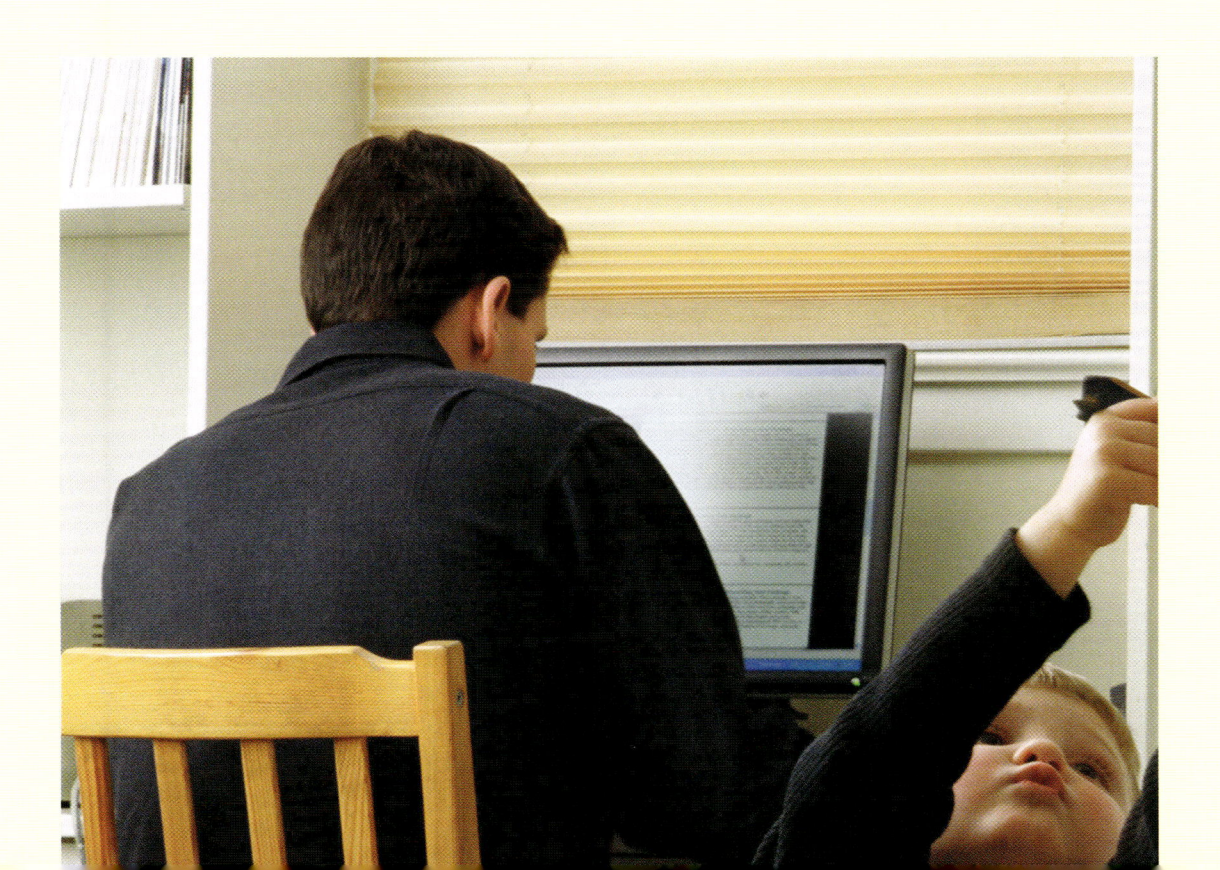

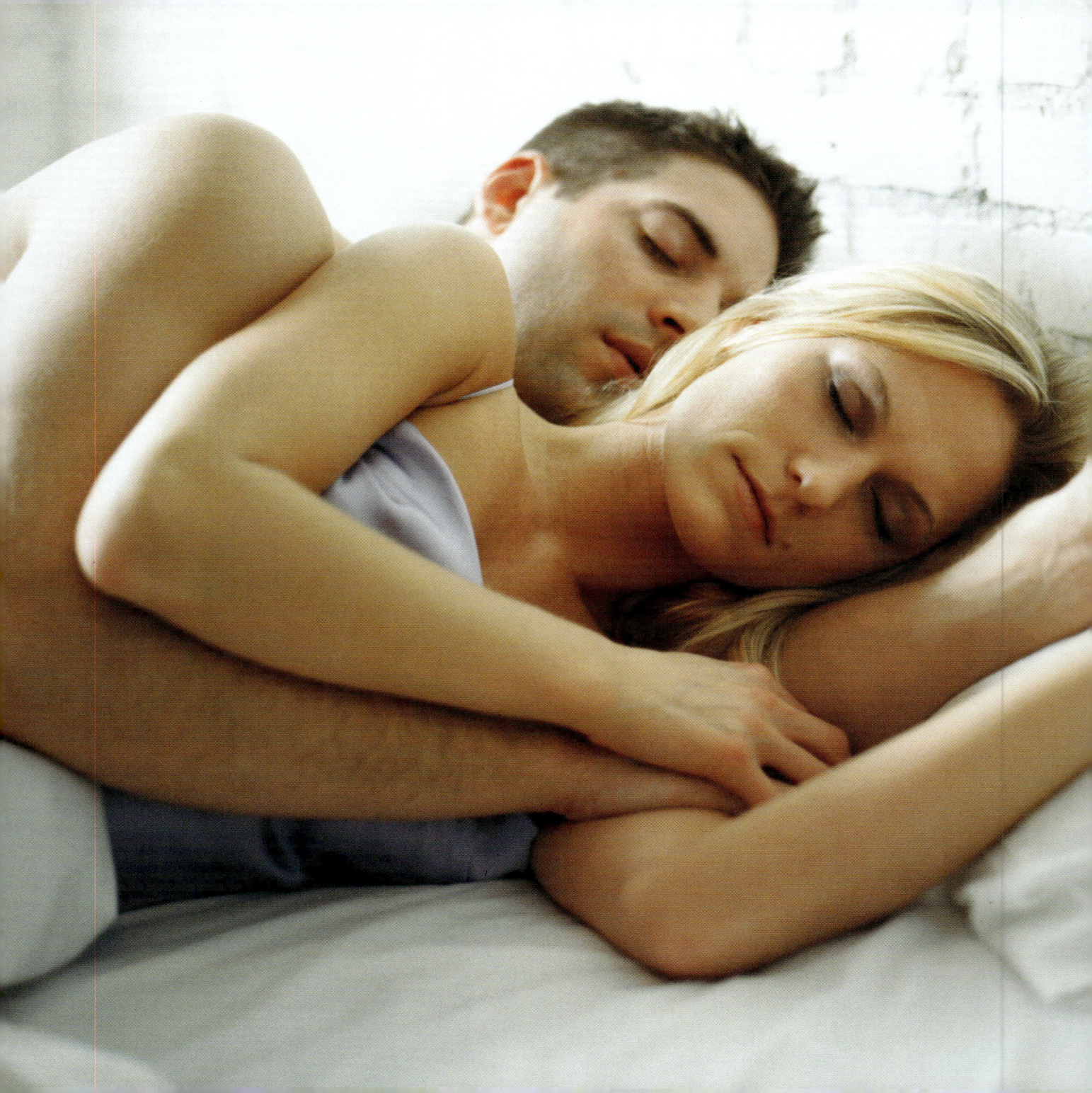

MS und Sexualität

„Ich habe Schwierigkeiten in meiner Beziehung. Mein Partner sagt, er liebt mich. Aber wie wird es in unserer Beziehung weiter gehen, wenn es mir richtig schlecht gehen sollte. Wie kann unser Liebesleben dann aussehen? Ich fühle mich jetzt schon schuldig, weil meine Lust ziemlich abgenommen hat."

Betroffene, die mit solchen oder ähnlichen Gedanken einen Ansprechpartner suchen, stehen vor einem komplexen Problem. Gerade im Bereich von Partnerschaft und Sexualität bei MS verstärken sich Phänomene, die auch in jeder unbelasteten Beziehung auftreten können: Alltag ersetzt das „Verliebtsein"; es fehlt die Zeit und Energie, eine liebevolle und befriedigende Paarbeziehung zu pflegen. Bei MS-Betroffenen können zusätzlich spezifische Symptome auftreten, die das Liebesleben erschweren. Welche Bedeutung eine intime Beziehung für chronisch kranke Patienten wie z. B. MS-Betroffene hat, wurde in Studien untersucht. Die Untersucher stellten fest, dass sexuelle Probleme ebenso wie Störungen der Blasenfunktion zu einer deutlichen Verschlechterung der Lebensqualität führen, auch dann, wenn die Betroffenen ansonsten nur wenig körperliche Probleme aufgrund ihrer Erkrankung hatten.

Funktionelle Störungen der Sexualität

Die natürlichen Abläufe von sexueller Erregung und Geschlechtsverkehr sind Reaktionen des autonomen Nervensystems. Durch äußerliche Stimulation kommt es reflektorisch zu einer Erektion beim Mann bzw. zum Feuchtwerden der Vagina und zur Verdickung der Klitoris bei der Frau. So genannte psychogene Faktoren (Gerüche, Fantasien) wirken stark unterstützend, bei Frauen oft noch mehr als bei Männern. Treten im Bereich der beteiligten Nervenbahnen Entzündungsreaktionen oder Narben auf, kann es einerseits zu Empfindungsstörungen im Genitalbereich kommen, andererseits können wichtige Reaktionen der Geschlechtsorgane auf sexuelle Reize ausfallen.

Folgende Symptome können bei Männern und Frauen auftreten:

Männer	Frauen
Störung oder Verlust der Erektionsfähigkeit (erektile Dysfunktion)	Trockenheit der Scheide
verringerte Empfindung im Glied	verminderte Empfindung im Bereich der Scheide und der Klitoris
Störung oder Verlust des Ejakulationsvermögens	Orgasmusstörungen
Libidoverlust	Libidoverlust

Tab. 5: Sexuelle Funktionsstörungen bei Männern und Frauen

Die psychische Verfassung hat großen Einfluss auf sexuelle Reaktionen, insbesondere auf die Entstehung einer Erektion und das Erleben eines Orgasmus.
Bestehen funktionelle Störungen wie eine erektile Dysfunktion über einen längeren Zeitraum ist es für den Betroffenen und die Partnerin schwer, sich aus der „Abwärtsspirale" von Spannungen in der Partnerschaft bis hin zu Reduzierung gesellschaftlicher Kontakte und Depression aus eigener Kraft zu lösen.

MS als Auslöser für sexuelle Störungen

Experten unterschieden drei Faktoren, die bei MS zu sexuellen Störungen führen können:

1. Läsionen im Gehirn und Rückenmark haben einen direkten Einfluss auf den natürlichen Ablauf der sexuellen Reaktionen. Diese Probleme können schon im Frühstadium der Krankheit auftreten, wenn andere Funktionen noch kaum beeinträchtigt sind.
2. Symptome wie Müdigkeit, Spastik, Schwäche, Sensibilitätsstörungen, Blasen- und Darmstörungen verändern die sexuelle Reaktions- und Ausdrucksfähigkeit.
3. Psychische und soziale Einflüsse wirken sich auf das Sexualleben aus. Die psychische Unterstützung einer sexuellen Reaktion findet nicht mehr statt.

In den meisten Fällen kommen mehrere dieser Faktoren zusammen und verstärken sich gegenseitig. Um eine befriedigende Situation wiederherzustellen, sollten daher möglichst viele der oben genannten Ursachen im therapeutischen Konzept beachtet werden. Sexuelle Störungen treten in unterschiedlichen Formen und Ausprägungen auf und werden nach dem eigenen subjektiven Empfinden gewertet. Jeder MS-Betroffene hat daher seine individuelle Geschichte, die in die Situationsanalyse durch den Arzt oder einen entsprechend qualifizierten Therapeuten einfließen muss.

Medikamente können sexuelle Störungen auslösen!
Bestimmte Medikamente zur symptomatischen Behandlung einer MS können Nebenwirkungen auf sexuelle Funktionen haben. Dazu gehören unter anderem antidepressive Medikamente und Arzneimittel gegen Spastik. Um die Ursache für eine sexuelle Störung herauszufinden, sollten Sie daher mit Ihrem Arzt auch die möglichen Nebenwirkungen von Medikamenten berücksichtigen.

Probleme erkennen – Lösungen finden

Was macht für mich eine befriedigende sexuelle Beziehung aus? Jeder von uns wird diese Frage aufgrund der eigenen Vorstellungen anders beantworten. Die Qualität einer partnerschaftlichen Beziehung und sexueller Aktivitäten sind in den meisten Beziehungen Schwankungen unterworfen. MS-Betroffene stellt das eigene Körpererleben, Selbstbild oder Selbstbewusstsein und die aktuelle physische Leistungsfähigkeit darüber hinaus vor besondere Probleme. Empfindungsstörungen im Genitalbereich oder die Verminderung der Lust auf sexuelle Aktivitäten führen oft zu dem Gefühl, für den Partner nicht mehr anziehend zu sein.

Grundvoraussetzung dafür, die eigenen Wünsche und Bedürfnisse mit denen des Partners in Einklang zu bringen, ist es, sie offen zu formulieren. MS kann eine Reihe von Veränderungen im sexuellen Reaktionsvermögen auslösen – hier kann der erste Schritt für eine offene Kommunikation gewagt werden.

Worüber Sie sprechen können:
- Konkrete Veränderungen im sexuellen Reaktionsvermögen: fühlen Sie etwas anders als sonst; möchten Sie an anderen Stellen berührt werden; brauchen Sie eine andere Art der Stimulation, um erregt zu sein.
- Gefühle und Erwartungen: finden Sie bestimmte Dinge während des Intimverkehrs schön, andere nicht; haben Sie Angst vor Versagen oder Befürchtungen, was die Befriedigung Ihres Partners anbelangt.
- Alternative Formen der körperlichen Befriedigung, z. B. Petting oder Masturbation.

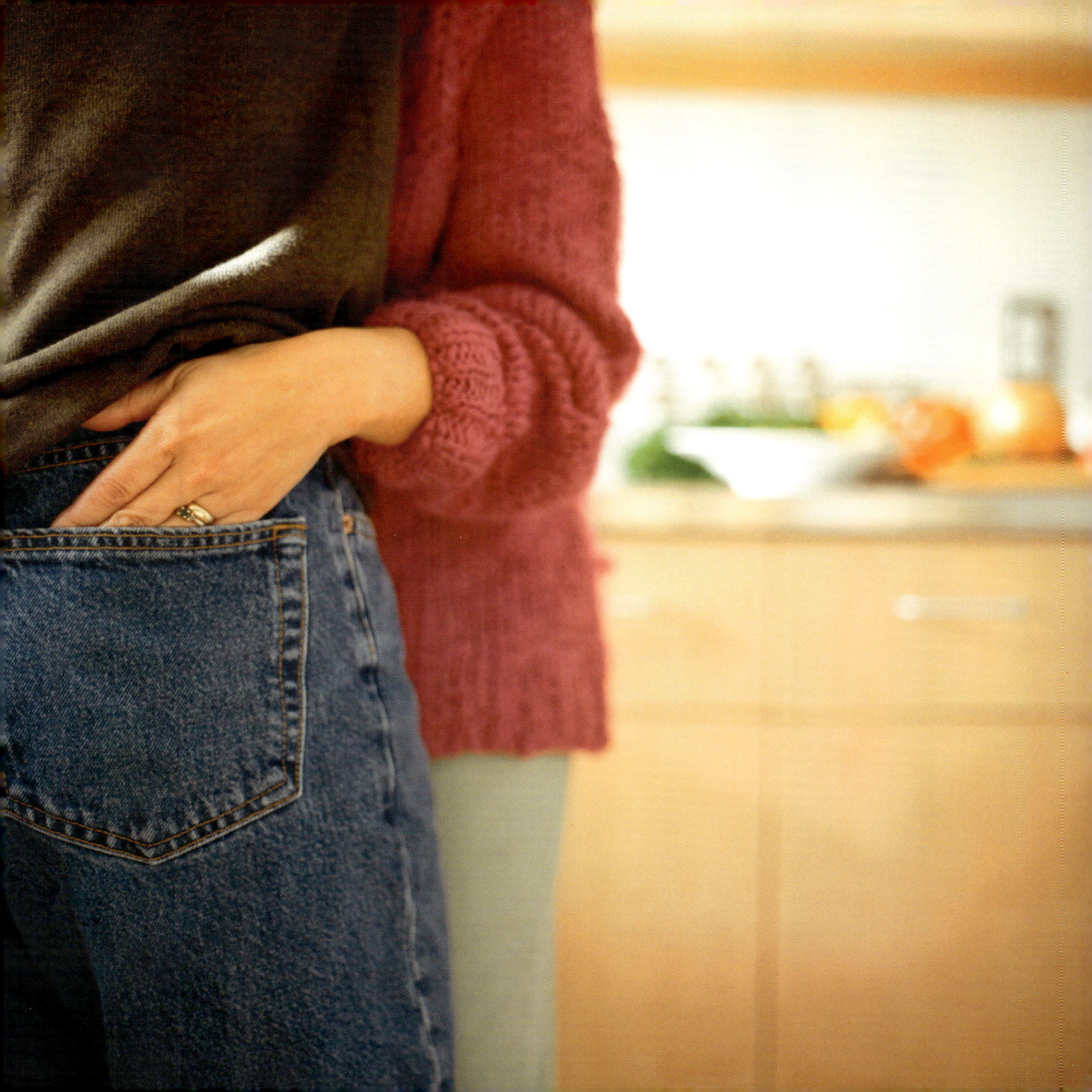

Auch in der heutigen „aufgeklärten" Zeit ist es nicht einfach, über diese Dinge frei zu reden. Oft gilt das Thema Sexualität nach wie vor als Tabu-Thema, werden die eigenen körperlichen Erwartungen nicht ausgesprochen. Zusätzlich kann das Bedürfnis bestehen, die bereits durch die alltäglichen Sorgen mit MS belastete Beziehung nicht auch noch durch dieses Thema auf die Probe zu stellen. Auf der anderen Seite berichten Experten, dass gerade Probleme im sexuellen Bereich häufig zum Zusammenbruch einer Beziehung beitragen. In vielen Fällen werden sie lange Zeit ignoriert, obwohl sie durch eine offene Kommunikation und möglicherweise auch professionelle Hilfe deutlich verbessert werden könnten.

Konstruktive Kommunikation mit dem Partner – setzen Sie sich zusammen in ein Boot!

- Beginnen Sie ein Gespräch mit einer positiven Grundhaltung und ohne Streitabsichten. Schaffen Sie dafür eine entspannte und angenehme Atmosphäre, in der Sie sich konzentriert und wach unterhalten können. Planen Sie ausreichend Zeit ein.
- Sprechen Sie von Ihren eigenen Gefühlen, ohne den Partner zu bedrohen. Versuchen Sie deutlich zu machen, was Sie wollen und was nicht. Sie können versuchen, dass Gesagte mit Beispielen oder bildhaft zu erklären. Konzentrieren Sie sich dabei auf Ihre eigenen Wünsche.
- Akzeptieren Sie die Bitten und Wünsche oder die Kritik Ihres Partners. Überlegen Sie erst in Ruhe, ob Sie einen Wunsch wirklich zurückweisen wollen.
- Beenden Sie das Gespräch mit einem positiven Resümee, egal ob Sie Ihr Ziel erreicht haben oder nicht. Jedes Gespräch an sich und kleine Erfolge zählen.

Medizinische Lösung – konkrete Behandlungsmöglichkeiten

Um funktionelle Störungen der Sexualität effektiv zu behandeln stehen unterschiedliche erfolgreiche Möglichkeiten zur Verfügung.

MS-Betroffene können mit ihrem Arzt unterschiedliche Verfahren besprechen. In manchen Fällen ist es hilfreich, einen weiteren Ansprechpartner hinzuzuziehen wie z. B. einen urologischen oder gynäkologischen Facharzt.

Erektile Dysfunktion

- **Vakuumerektionshilfen:** erhältlich im Sanitätshaus oder ggf. im Versandhandel für Erotikartikel. Mit Hilfe einer handbetriebenen Vakuumpumpe wird eine Erektion erreicht und über einen Gummiring an der Peniswurzel aufrechterhalten.
  Vorteil: Effektivität bei 75 %, einfache Anwendung, preiswert. Nachteil: durch mangelnde Erektion an der Peniswurzel kann es zu Schwierigkeiten beim Einführen kommen, durch starken Blutstau sind Kältegefühle, kleine Einblutungen und Schmerzen möglich. Die Vorbereitungen sind relativ aufwendig.
- **Schwellkörperautoinjektionstherapie (SKAT):** eine vorher mit dem Arzt festgelegte Dosis eines Medikamentes wird seitlich in den Penis injiziert bzw. durch die Harnröhre appliziert und einmassiert, die im Handel erhältlichen Produkte sind verschreibungspflichtig.
  Vorteil: Erektionsdauer ca. eine Stunde, nach Anleitung eigene Anwendung möglich. Nachteil: abhängig von den verwendeten Substanzen und der Art der Injektion kann es zu schmerzhafter Dauererektion, Infektion und Blutergüssen kommen. Nebenwirkungen auf den Kreislauf bis hin zum Kollaps sind möglich.

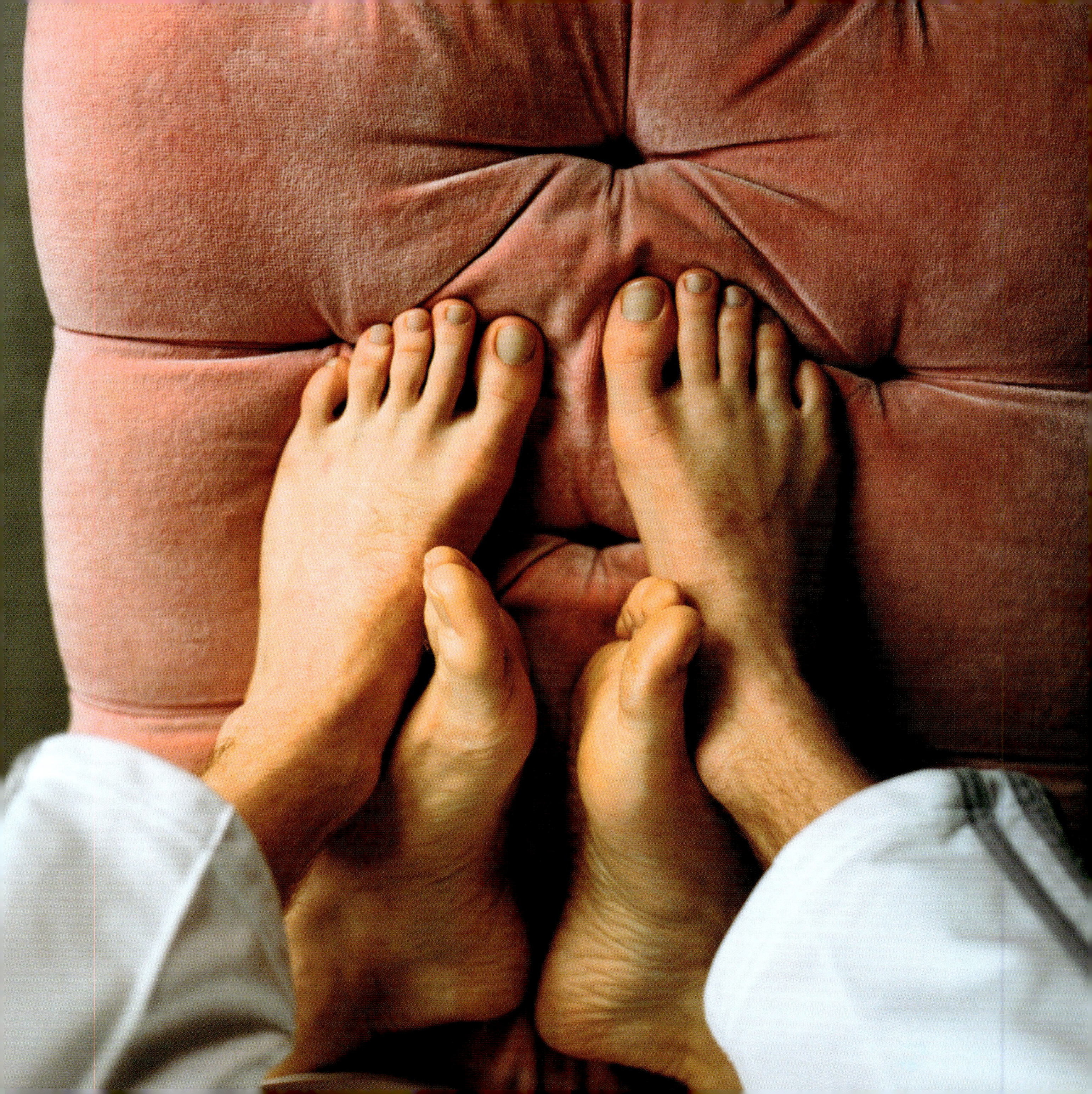

- **Phosphodiesterase-Hemmer:** die Einnahme dieser Medikamente ermöglicht bei sexueller Stimulation eine normale Erektion. Vorteil: einfache und effektive Anwendung, milde Nebenwirkungen. Nachteil: ein bestimmtes Zeitfenster zwischen Tabletteneinnahme und sexueller Aktivität muss eingehalten werden. Kostenübernahme durch die Krankenkassen nicht sicher gewährleistet.

Mangelndes Feuchtwerden der Vagina
Symptomatische Behandlung mit Gleitcremes oder wasserlöslichem Befeuchtungsmittel (z. B. KY-Gelee, Johnson und Johnson), erhältlich in der Apotheke oder Drogerie.

Spastik (Krämpfe in der Oberschenkelmuskulatur)
Symptomatische Therapie durch krampflösende Medikamente: genaue Absprache mit dem verordnenden Arzt bezüglich Nebenwirkungen auf sexuelle Funktionen und Zeitpunkt der Einnahme erforderlich.

Befriedigendes Zusammensein – ein Sache der Organisation?

Intimität und Sexualität können spontan und aus der Situation heraus entstehen. Genauso gut gibt es die Möglichkeit, eine Situation so zu gestalten, dass sie zu Intimität einlädt. Damit kann eine befriedigende Sexualität sehr wohl das Ergebnis einer „vorausschauenden" Planung sein. Voraussetzung dafür ist und bleibt das Einvernehmen der Partner, das sich in fast allen Fällen durch eine offene Kommunikation herstellen lässt.

MS-Betroffene können dabei problematische Situationen schon im Vorfeld in den Griff bekommen.

Störung der Libido	• am besten im Gespräch darlegen, wann und wie Lust entsteht • die Wünsche des Partners ernst nehmen • ggf. zusätzliche Stimulation ausnutzen, z. B. Bilder oder erotische Schriften
Spasmen	• Medikamenteneinnahme so legen, dass die maximale Wirkung ausgenutzt werden kann • Kissen bereitlegen
Trockenheit der Scheide	• Befeuchtungsmittel bereitstellen
Erektile Dysfunktion	• Medikamenteneinnahme so legen, dass die maximale Wirkung ausgenutzt werden kann • Benutzung von Hilfsmitteln einplanen und überlegen, ob sie mit oder ohne die Partnerin benutzt werden sollen
Muskelschwäche	• bequeme Stellungen aussuchen • auch einmal gewohnte Muster verlassen
Müdigkeit	• die Tageszeit nutzen, an denen die meiste Energie vorhanden ist • ggf. vorher ausruhen
Kontrolle über Blase und Darm	• bewusst vorher wenig trinken, Blase entleeren • den Zeitraum lieber vor als nach einem Essen ausnutzen

Professionelle Hilfe

Über Sexualität und die eigenen Bedürfnisse frei reden – trotz moderner Zeiten fällt das vielen Menschen sehr schwer. Besonders empfindlich reagiert man bei diesen Themen, wenn zusätzlich das eigene Körperbewusstsein und damit auch ein Stück Selbstwertgefühl unter der Erkrankung MS leiden. Betroffene müssen so zwei Hürden überwinden: die eigene Angst, das Thema Sexualität anzusprechen und die Scheu davor, mit dem Partner über dieses Thema zu reden. Ein in der Betreuung von MS-Patienten erfahrener Arzt wird deshalb wahrscheinlich aktiv auf diesen Bereich eingehen und ggf. frühzeitig professionelle Beratung vorschlagen.

Unsere Empfehlung: Sexuelle Probleme können eine starke Belastung für jede Partnerschaft sein. Wenn Sie sexuelle Probleme durch Ihre Erkrankung haben oder sich der Gefühle Ihres Partners nicht sicher sind, sprechen Sie Ihren Arzt an. Ebenso sollten Sie ein Gesprächsangebot von Ihrem Arzt nicht als Bedrohung erachten, sondern als eine Chance. Oft kann ein ernster Vertrauensverlust durch frühzeitige kompetente Hilfe abgewendet werden.

Ansprechpartner für Probleme auf sexuellem Gebiet können Ärzte oder Psychologen sein. Im Verzeichnis ab Seite 64 sind Adressen, die Ihnen bei der Kontaktaufnahme helfen können.

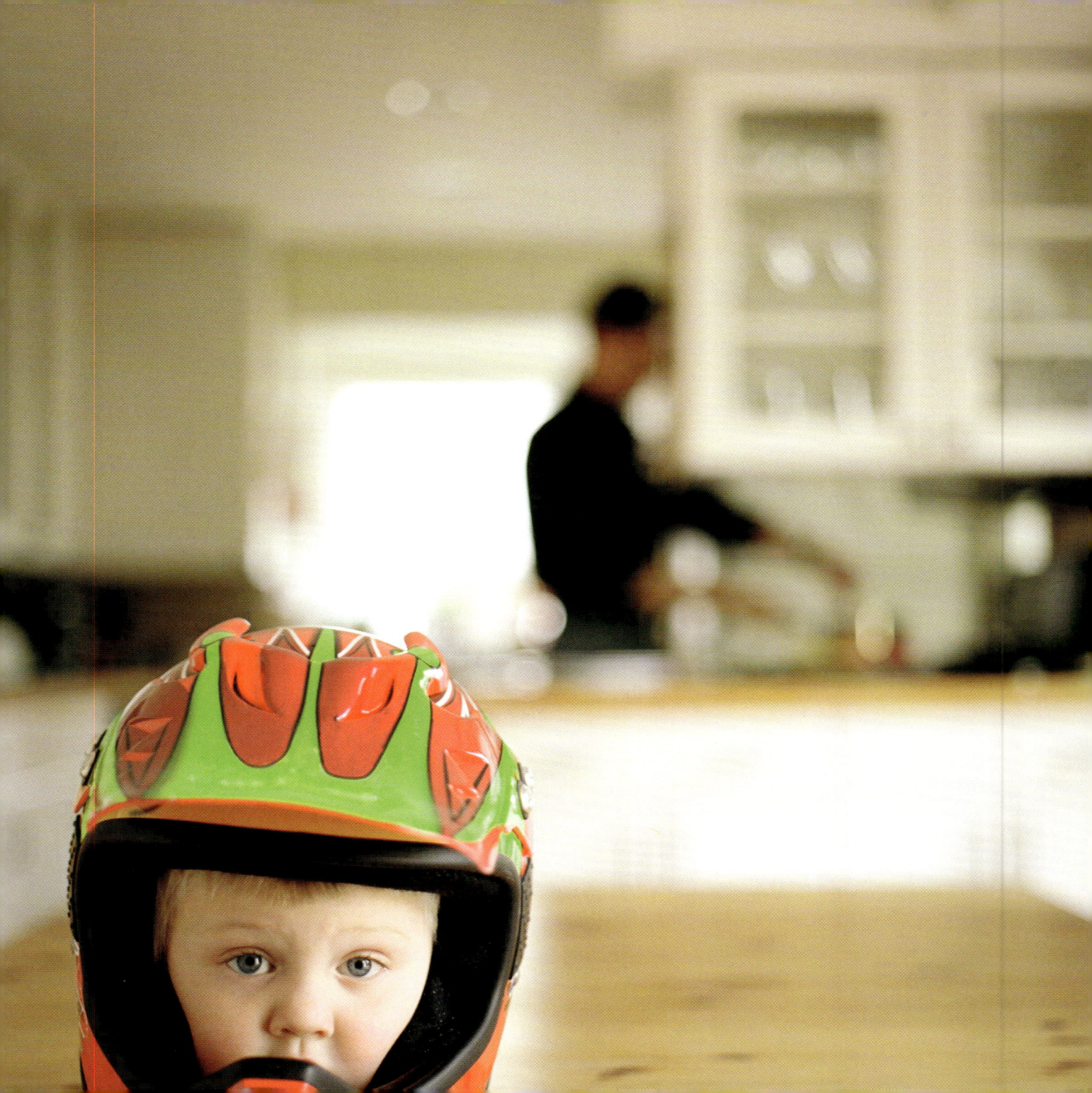

Empfängnisverhütung / Kinderwunsch

Frauen mit MS haben im Regelfall einen normalen Zyklus, d. h. sie können ohne Empfängnisverhütung normal schwanger werden. Wenn kein Kinderwunsch besteht, sollte daher auf die gängigen Methoden zur Verhütung zurückgegriffen werden. Prinzipiell gelten die Empfehlungen und Einschränkungen wie bei nicht erkrankten Frauen.

Antibabypille	grundsätzlich erlaubt, hohe Sicherheit (Pearl-Index 0,1 – 3) dann nicht empfehlenswert, wenn es zyklusabhängig zu einer Verbesserung von Symptomen kommt
Depotspritze	sehr sicheres Verhütungsmittel (Pearl-Index 0,4 – 2), wird aufgrund seiner Nebenwirkungen aber nur Frauen über 40 und mit abgeschlossener Familienplanung empfohlen
Sterilisation (chirurgisch)	sehr sicher, aber endgültige Entscheidung bei Frau bzw. Mann erforderlich
Spirale	vor allem für längerfristigen Empfängnisschutz geeignet Kombination aus mechanischem Schutz und hormoneller Beschichtung, sehr sicher (Pearl-Index 0,1) Wiederherstellung der Fruchtbarkeit möglich
Diaphragma	kurzfristige Verhütung geringe Sicherheit (Pearl-Index 12 – 20) bei MS-Betroffenen mit verminderter manueller Geschicklichkeit nicht empfehlenswert
Kondom	kurzfristige Verhütung, Schutz vor HIV-Infektion Sicherheit abhängig von korrekter Handhabung (Pearl-Index 3 –14) bei MS-Betroffenen mit erektiler Dysfunktion sehr schwierig in der Anwendung
Temperaturmessung	Aufgrund der geringen Sicherheit nicht empfehlenswert

Wichtig: medikamentöse Therapie der MS und Verhütung

Bei immunsuppressiver Therapie ist eine Schwangerschaft zum Schutze des Kindes verboten. Während der Medikamenteneinnahme sollte deshalb eine konsequente Verhütung erfolgen. Bei Kinderwunsch sollten nach Rücksprache mit dem behandelnden Arzt entsprechende Medikamente bei Männern und Frauen ca. 9 Monate vor der gewünschten Zeugung abgesetzt werden.

Kinderwunsch

„Ich habe MS und möchte ein Kind!" – nur wenige Aspekte des täglichen Lebens werfen mehr Fragen auf als diese Aussage. Schließlich betrifft die Erkrankung nicht nur die Betroffene selbst und ihren Lebenspartner sondern auch das ungeborene Kind. Dabei sind Studien, die sich intensiv mit dem Thema Schwangerschaft, Geburt und Gesundheit des Kindes auseinandersetzen, zu folgenden Ergebnissen gekommen:

- Studiendaten zu Schwangerschaft und MS ergeben keine Hinweise, dass eine Schwangerschaft den Verlauf der Erkrankung ungünstig beeinflusst. Es gibt sogar Anhaltspunkte dafür, dass sich Krankheitsverläufe unter einer Schwangerschaft verbessern.
- Obwohl die Krankheit in bestimmten Familien gehäuft auftritt, stimmen Ärzte darin überein, dass es nicht bewiesen ist, dass es sich bei Multipler Sklerose um eine erbliche Krankheit handelt.
- Schwangerschaft, Geburt und Wochenbett verlaufen bei MS-Betroffenen ohne gravierende körperliche Behinderungen in der Regel normal.

Wichtig: MS-Medikamente während einer Schwangerschaft
Um einen akuten Schub zu behandeln, sollte während der Frühschwangerschaft auf Kortison verzichtet werden. Prinzipiell ist es angeraten, auf eine medikamentöse Therapie im Schub weitestgehend zu verzichten. Dazu ist die intensive körperliche Entlastung der Schwangeren oder frisch gebackenen Mutter besonders wichtig.

Unsere Empfehlung: Schaffen Sie sich frühzeitig ein Netz an kompetenten Helfern für die Zeit der Schwangerschaft und des Wochenbettes. Dazu können Sie neben einer Hebamme, die Sie zu Hause betreut, auch die Hilfe von kirchlichen Einrichtungen wie der Caritas oder der Diakonie in Anspruch nehmen. Zusätzlich besteht die Möglichkeit, mit der Unterstützung Ihres Arztes von der Krankenkasse eine Betreuung für den Haushalt zu erhalten. Freunde und Familie lassen sich sicher ebenfalls als Unterstützung einplanen.

Der Wunsch nach einem gemeinsamen Kind kann eine motivierende und positive Entscheidung für das Leben mit MS bedeuten.

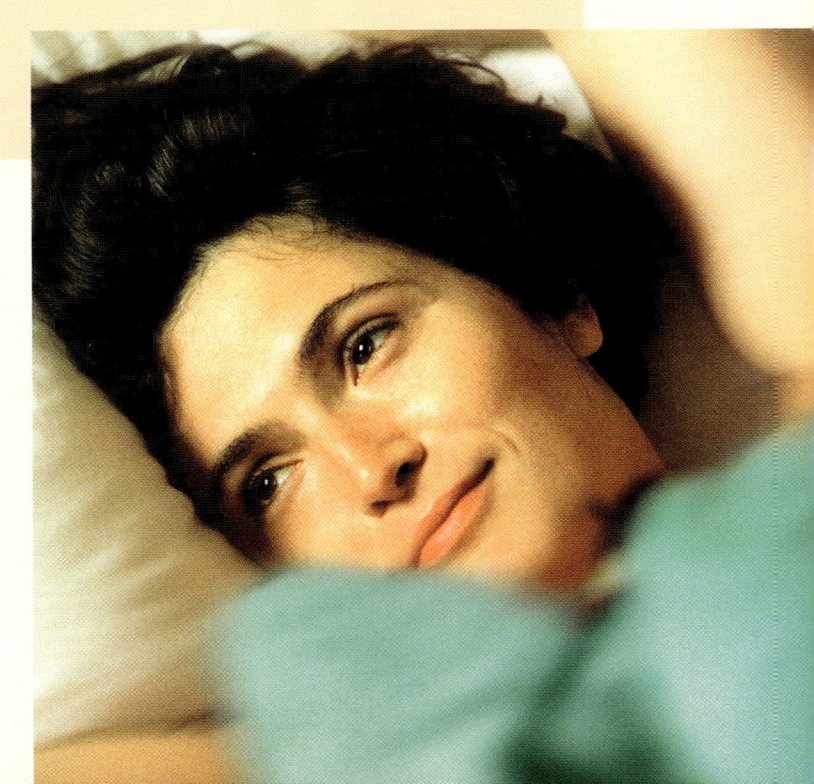

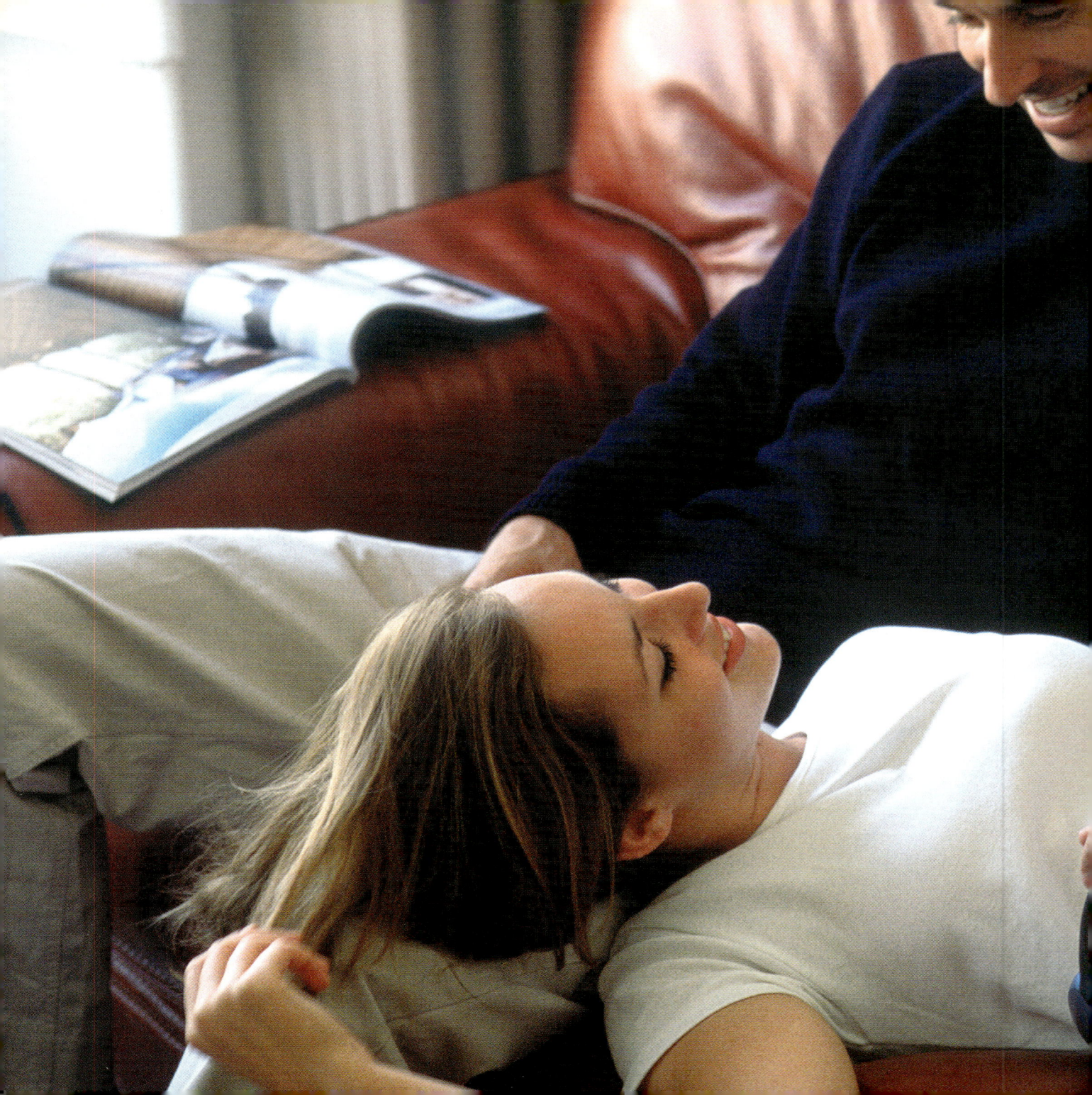

Weitere Literatur zum Thema ...

... Nervensystem und Veränderungen bei MS
- Schapiro: Multiple Sklerose: Symptome aktiv lindern. TRIAS Verlag Stuttgart 2004
- Krämer, Besser: Multiple Sklerose: Antworten auf die häufigsten Fragen. TRIAS Verlag Stuttgart 2003
- Maida: Der große TRIAS-Ratgeber Multiple Sklerose. TRIAS Verlag Stuttgart 2002

... Energiesparendes Arbeiten / Müdigkeit
- Schapiro: Multiple Sklerose: Symptome aktiv lindern. TRIAS Verlag Stuttgart 2004
- Schriftenreihe der Multiple Sclerosis International Federation: Spezialthema Müdigkeit, MS in focus 1/2003 (deutschsprachig), Bezug über die Homepage www.msif.org

... Altersgerechte Information für Kinder
... Sexualität und MS
- Schriftenreihe der DMSG, Bezug über den Bundesverband (Adresse Seite 64) oder über www.dmsg.de

In der MS-Ratgeberreihe des dmv sind bisher erschienen:
- Adam: Ernährungsrichtlinien bei Multipler Sklerose ISBN 3-936525-03-X
- Warnecke, Braasch: Bewegungstraining bei Multipler Sklerose ISBN 3-936525-02-1
- Leeners: Das MS-Kochbuch ISBN 3-936525-10-2
- Pöhlau: Ganzheitliche Behandlung bei Multipler Sklerose (Frühjahr 2005) ISBN 3-936525-08-0

Wichtige Adressen*

Nationale Multiple Sklerose Gesellschaften

Forschen, helfen, aktiv leben und informieren: auf diesen vier Grundpfeilern basiert die Arbeit der nationalen Multiple Sklerose Gesellschaften. Sie verstehen sich als Selbsthilfeorganisationen und Interessenvertretungen für Betroffene.
Bundesverbände und die entsprechenden Landesverbände bzw. Landesgesellschaften bieten MS-Betroffenen viel – angefangen von Fahrdiensten über Informationsmaterialien, Patienten- und Ärzteforen, Wohn- und Pflegeplätze und Fachkliniken bis hin zu juristischer Beratung und Seminaren für Pflegekräfte.

MS im Internet (Auswahl):

www.dmsg.de
www.leben-mit-ms.de
www.ms-infozentrum.de
www.msges.at
www.multiplesklerose.ch
www.hdmss.com

Deutschland

DMSG Bundesverband e.V.
Küsterstr. 8
30519 Hannover
Telefon: 0511/9 68 34-0
Telefax: 0511/9 68 34-50
E-Mail: dmsg@dmsg.de

DMSG Landesverband Berlin e.V.
Knesebeckstraße 3
10623 Berlin
Telefon: 030/3 13 06 47
Telefax: 030/3 12 66 04

*Stand: Oktober 2004, ohne Gewähr

**DMSG Landesverband
Brandenburg e. V.**
Jägerstraße 18
14467 Potsdam
Telefon: 0331 / 29 26 76
Telefax: 0331 / 2 80 01 46

**DMSG Landesverband
Bremen e. V.**
Brucknerstr. 13
28359 Bremen
Telefon: 0421 / 32 66 19
Telefax: 0421 / 32 40 92

**AMSEL
Landesverband der DMSG in
Baden-Württemberg e. V.**
Regerstr. 18
70195 Stuttgart
Telefon: 0711 / 6 97 86 - 0
Telefax: 0711 / 6 97 86 99

**DMSG Landesverband
Bayern e. V.**
St.-Jakobs-Platz 10
80331 München
Telefon: 089 / 23 66 41 - 0
Telefax: 089 / 23 66 41 - 33

**DMSG Landesverband
Hessen e. V.**
Wittelsbacherallee 86
60385 Frankfurt am Main
Telefon: 069 / 40 58 98 - 0
Telefax: 069 / 40 58 98 40

**DMSG Landesverband
Hamburg e. V.**
Eppendorfer Weg 154
20253 Hamburg
Telefon: 040 / 4 22 44 33
Telefax: 040 / 4 22 44 40

**DMSG Landesverband
Mecklenburg-Vorpommern e. V.**
Karl-Marx-Str. 19a
19055 Schwerin
Telefon: 0385 / 3 92 20 22
Telefax: 0385 / 3 94 11 39

**DMSG Landesverband
Nordrhein-Westfalen e. V.**
Kirchfeldstraße 149
40215 Düsseldorf
Telefon: 0211 / 9 33 04 - 0
Telefax: 0211 / 31 20 19

DMSG Landesverband Niedersachsen e.V.
Herrenhäuser Kirchweg 14
30167 Hannover
Telefon: 0511 / 70 33 38
Telefax: 0511 / 70 89 81

DMSG Landesverband Rheinland-Pfalz e.V.
Hindenburgstr. 32
55118 Mainz
Telefon: 06131 / 60 47 04
Telefax: 06131 / 60 49 30

DMSG Landesverband Sachsen e.V.
Borsbergstraße 12
01309 Dresden
Telefon: 0351 / 4 59 33 81
Telefax: 0351 / 4 41 60 81

DMSG Landesverband Sachsen-Anhalt e.V.
Taubenstraße 4
06110 Halle
Telefon: 0345 / 2 02 98 31
Telefax: 0345 / 2 02 98 36

DMSG Landesverband Schleswig-Holstein e.V.
Beseler Allee 67
24105 Kiel
Telefon: 0431 / 5 60 15 - 0
Telefax: 0431 / 5 60 15 - 20

DMSG Landesverband Saarland e.V.
Richard-Wagner-Straße 62
66111 Saarbrücken
Telefon: 0681 / 3 79 10 - 0
Telefax: 0681 / 3 79 10 - 16

DMSG Landesverband Thüringen e.V.
Zittauer Straße 27, Haus 1
99091 Erfurt
Telefon: 0361 / 7 10 04 60
Telefax: 0361 / 7 10 04 61

Österreich

Österr. MS-Gesellschaft
LG Niederösterreich
Zentralklinikum St. Pölten
Neurolog. Abteilung
Probst-Führerstr. 4
3100 St. Pölten
Telefon: 02732 / 3 00 - 28 48
E-Mail: msges.noe@kh-st-poelten.at

Österr. MS-Gesellschaft
LG Oberösterreich
Wagner-Jauregg-Krankenhaus
Wagner-Jauregg-Weg 15
4020 Linz
Telefon: 0732 / 69 21

Österr. MS-Gesellschaft
LG Kärnten
LKH Klagenfurt
St. Veiter-Str. 47
9010 Klagenfurt
Telefon: 0463 / 5 38 - 27 70

MS-Club Kärnten
Karlweg 1
9020 Klagenfurt
Telefon: 0463 / 38 11 64

MS-Club Tirol
Neurologische Universitätsklinik
Anichstr. 35
6020 Innsbruck

MS-Club Steiermark
Robert-Stolz-Gasse 3
8041 Graz
Telefon: 0316 / 46 35 88

MS-Gesellschaft Wien
MS Beratungszentrum
Hernalser Hauptstr. 15–17
1160 Wien
Telefon: 01 / 4 09 26 69 - 0
E-Mail: office@msges.at

Schweiz

Schweizerische Multiple Sklerose Gesellschaft
Josefstrasse 129
Postfach
8031 Zürich
Telefon: 043-444 43 43
Telefax: 043-444 43 44
E-Mail: info@multiplesklerose.ch

MS-Regionalstelle Bern
Villa Stucki
Seftigenstrasse 11
3007 Bern
Telefon: 0844-674 636
E-Mail:
regionalstelle.bern@multiplesklerose.ch

Antenne SEP de Genève
Rue Micheli-du-Crest 20
1205 Genève
Telefon: 022 / 320 38 33
Telefax: 022 / 800 07 53
E-Mail: info.fr@multiplesklerose.ch

Società svizzera sclerosi multipla SM Antenna Svizzera italiana
Largo Olgiati 73
6512 Giubiasco
Telefon: 091 / 8 57 51 11
Telefax: 091 / 8 57 51 16
E-Mail: info.it@multiplesklerose.ch

Société suisse de la sclérose en plaques
Rue des Poudrières 137
2006 Neuchâtel 6
Telefon: 032 / 730 64 30
Telefax: 032 / 730 64 70
E-Mail: info.fr@multiplesklerose.ch

Ansprechpartner zum Thema Sexualität

Deutschland

PRO FAMILIA-Bundesverband
Stresemannallee 3
60596 Frankfurt / Main
Telefon: 069 / 63 90 02
Telefax: 069 / 63 90 52
E-Mail: info@profamilia.de
www.profamilia.de

Informationszentrum für Sexualität und Gesundheit e. V. (ISG)
Telefon: 0180 / 555 84 84
(Montag bis Freitag von 15 bis 20 Uhr)
Geschäftsstelle Universitätsklinikum Freiburg
Abteilung Urologie
Hugstetter Straße 55
79106 Freiburg im Breisgau
E-Mail: ISG@ch11.ukl-freiburg.de
www.isg-info.de

Institut für Lebens- und Sexualberatung der Deutschen Gesellschaft für Sozialwissenschaftliche Sexualforschung – DGSS
Gerresheimer Str. 20
40211 Düsseldorf
Telefon: 0211 / 35 45 91
Telefax: 0211 / 360 777
E-Mail: sexualberatung@sexologie.org
www.sexologie.org

Österreich

Ehe,- Familie- und Lebensberatung Caritas der Diözese Eisenstadt
St. Rochusstr. 15
7000 Eisenstadt
Telefon: 02682 / 777 302
Mi: 16^{30}–18^{30} Uhr
1. Sa/Monat: 9^{00}–10^{30} Uhr

Beratungszentrum RAT und HILFE
Ehe-, Familie- und Lebensberatung
Diözese St. Pölten
Kranzbichlerstr. 24a
3100 St. Pölten
Telefon: 02732 / 35 35 10

Beratungszentrum BILY
Verein für Jugend-, Familien-
und Sexualberatung
Weißenwolffstr. 17A
4020 Linz
Telefon: 0732 / 77 04 97

Frauen- und Familienberatung
Alter Platz 30/1
9020 Klagenfurt
Tel.: 0463 / 51 49 45

Verein für Familie und Partnerberatung
An-der-Lan-Str. 33a
6020 Innsbruck
Telefon: 0512 / 26 48 69
Mo 9–12, 17–20 Uhr
Mi u. Do: 9–12 Uhr

Ehe, Familien und Lebensberatung
der Diözese Feldkirch
Herrengasse 4
6800 Feldkirch
Telefon: 05572 / 8 20 72
Marktplatz 1 / Eingang Schulgasse
6850 Dornbirn
Telefon: 05572 / 3 29 32

Familien und Partnerberatungsstelle
Lebenshilfe Steiermark
Karlauerstr. 47
8020 Graz
Telefon: 0316 / 77 32 94

Sexualberatungsstelle Salzburg
Platzl 2
5020 Salzburg
Telefon: 0662 / 87 08 70
Mo: 16 –18 Uhr, Di–Fr: 11 –13 Uhr

1. Wiener Sexualberatungsstelle
Lustkandlgasse 50
1090 Wien
Telefon: 01 / 4000 - 9 07 28

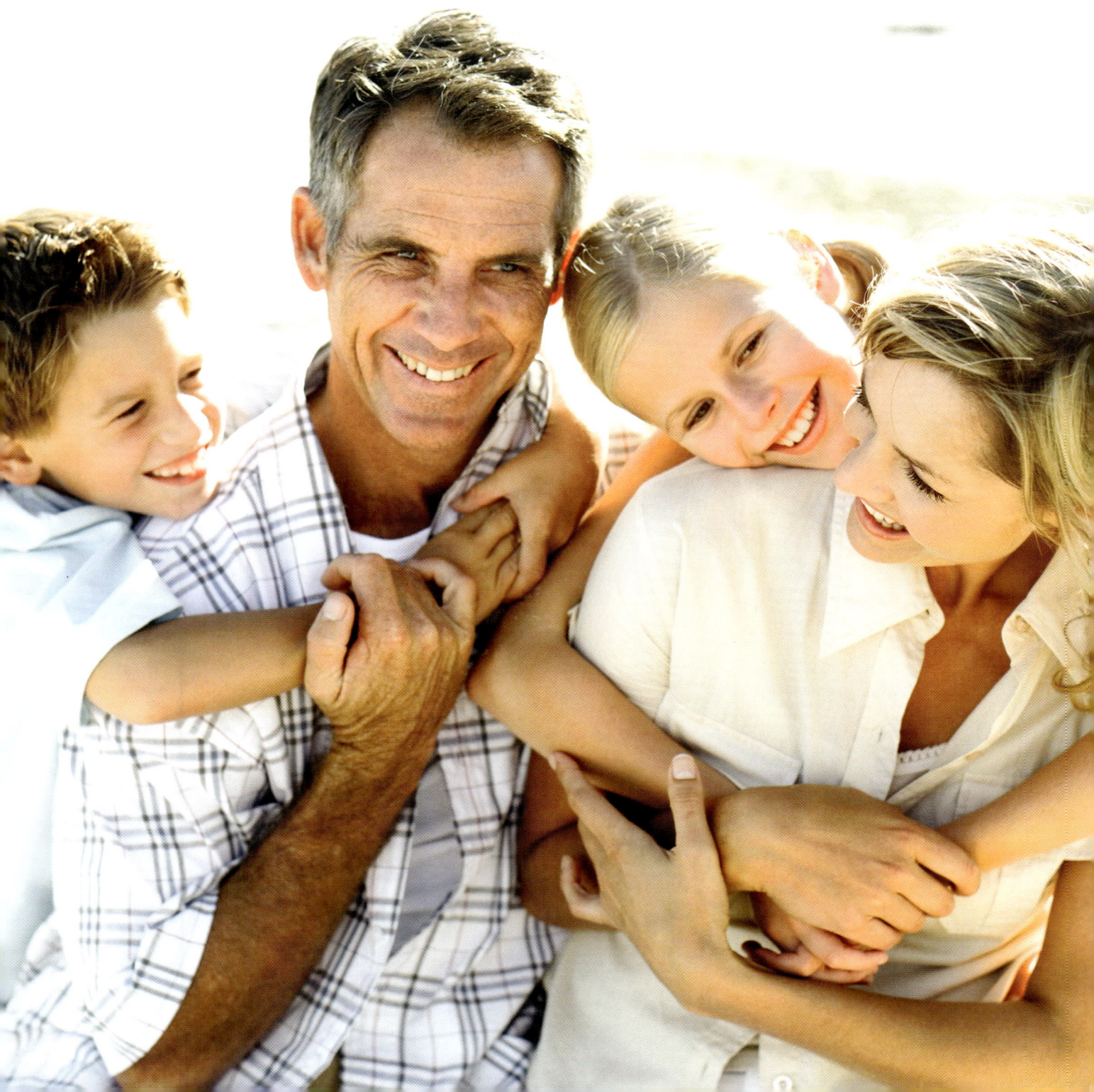

Quellen

[1] Alexander Burnfield: Multiple Sklerose: Ein Erfahrungsbericht. Gustav Fischer Verlag Stuttgart 1988, S. 2

[2] modifiziert nach Maida: Der große TRIAS-Ratgeber Multiple Sklerose. TRIAS Stuttgart 2002; S. 116

[3] modifiziert nach Krämer, Besser: Multiple Sklerose: Antworten auf die häufigsten Fragen, TRIAS Stuttgart 2003; S. 57

[4] MS in focus 1/2003 S. 6, ISSN 1478467X

[5] Multiple Sklerose Therapie Konsensus Gruppe der Deutschen Multiple Sklerose Gesellschaft Bundesverband e. V.: Symptomatische Therapie der Multiplen Sklerose. Supplement in „Der Nervenarzt" Band 75, Heft 8, August 2004, Springer Medizin Verlag Heidelberg

Autor

Dr. med. Tatjana Jasper
Leiterin der Medizinischen Abteilung im Institut für Medizin und Wissenschaft, Senden (Westfalen).
Während ihrer beruflichen Tätigkeit ist die verbindliche Kommunikation zum Patienten für Frau Dr. Jasper ein ganz wichtiges Anliegen geblieben. Sie hat sich intensiv mit dem zielführenden Patientengespräch bei chronischen Erkrankungen und in schweren persönlichen Situationen auseinandergesetzt und Lösungen erarbeitet.